Samir Samaâli
Abir Hakiri
Rym Ghachem

Telemedicina em psiquiatria

Samir Samaâli
Abir Hakiri
Rym Ghachem

Telemedicina em psiquiatria

Questões e perspectivas de uma prática médica emergente na Tunísia

ScienciaScripts

Imprint
Any brand names and product names mentioned in this book are subject to trademark, brand or patent protection and are trademarks or registered trademarks of their respective holders. The use of brand names, product names, common names, trade names, product descriptions etc. even without a particular marking in this work is in no way to be construed to mean that such names may be regarded as unrestricted in respect of trademark and brand protection legislation and could thus be used by anyone.

Cover image: www.ingimage.com

This book is a translation from the original published under ISBN 978-620-6-72355-4.

Publisher:
Sciencia Scripts
is a trademark of
Dodo Books Indian Ocean Ltd. and OmniScriptum S.R.L publishing group

120 High Road, East Finchley, London, N2 9ED, United Kingdom
Str. Armeneasca 28/1, office 1, Chisinau MD-2012, Republic of Moldova, Europe
Printed at: see last page
ISBN: 978-620-8-27037-7

ÍNDICE DE CONTEÚDOS

INTRODUÇÃO

O desenvolvimento das tecnologias da informação e da comunicação (TIC) revolucionou o domínio dos cuidados de saúde, conduzindo a uma transformação na forma como os cuidados são prestados. A telemedicina é, por definição, a utilização das TIC para fins médicos e consiste na prestação de cuidados à distância. O âmbito da telemedicina abrange uma vasta gama de procedimentos. Em 1997, a Organização Mundial de Saúde (OMS) definiu a telemedicina como "a parte da medicina que utiliza a transmissão de informações médicas (imagens, relatórios, gravações áudio e vídeo) por telecomunicação com o objetivo de obter um diagnóstico, uma opinião especializada, o acompanhamento do doente ou uma decisão terapêutica à distância" (1). Em todo o mundo, o desenvolvimento da telemedicina tornou-se um tema quente nos noticiários nos últimos anos, tendo a sua importância sido particularmente realçada durante a pandemia de COVID-19. Alguns sistemas de saúde tiveram de recorrer a esta forma de prática médica para reduzir a transmissão do vírus e manter a continuidade dos cuidados (2). A prática da telemedicina na Tunísia foi regulamentada pela Lei 2018-43 de 11 de julho de 2018, que alterou a Lei 91-21 de 13 de março de 1991 relativa ao exercício e à organização das profissões médicas e dentárias (3,4). No entanto, a fim de especificar os termos de aplicação desta prática, o Decreto Presidencial n.º 318/2022 foi recentemente publicado no Journal Officiel de la République Tunisienne (JORT) em 8 de abril de 2022 (5). No contexto tunisino, e apesar da experiência limitada relatada com a telemedicina, não existem dados sobre a adesão dos médicos tunisinos a esta nova prática médica emergente (6,7).Sendo a psiquiatria uma especialidade em que a entrevista clínica desempenha um papel fundamental, tanto para fins diagnósticos como terapêuticos, a telemedicina pode revelar-se particularmente aplicável devido à ausência de material de exame. específico. No entanto, a intrusão da máquina na relação médico-doente pode comprometer a comunicação terapêutica e, consequentemente, alterar a qualidade dessa relação.

Tendo em conta estas novas questões, propomos nesta dissertação :

-Avaliar o conhecimento, a perceção e a aceitação da telemedicina entre os psiquiatras e pedopsiquiatras tunisinos

Levantar as questões éticas e médico-legais que podem surgir da prática da telemedicina em psiquiatria no nosso contexto tunisino.

MÉTODOS

1. Tipo de estudo :

Trata-se de um estudo transversal descritivo. O estudo decorreu durante um período de um mês e meio, de 15 de novembro de 2022 a 31 de dezembro de 2022. O inquérito foi realizado em linha, utilizando um questionário eletrónico concebido na plataforma Google Forms.

2. Participantes:

Critérios de inclusão :

- Psiquiatras tunisinos e pedopsiquiatras que exercem a sua atividade na Tunísia, tanto no sector público como no privado.
- Participantes que aceitaram participar no inquérito.

Critérios de não-inclusão :

- Os médicos de outras especialidades médico-cirúrgicas ou biológicas.
- Internos e externos de medicina.

Critérios de exclusão :

- Psiquiatras tunisinos e pedopsiquiatras que exercem a sua atividade fora da Tunísia.

3. Realização do estudo :

Inicialmente, contactámos o gabinete executivo da ATPEP "Association tunisienne des psychiatres d'exercice privé", que nos forneceu os contactos electrónicos (uma lista de endereços) dos psiquiatras e pedopsiquiatras em exercício livre. Obtivemos igualmente uma lista dos endereços electrónicos dos médicos residentes em psiquiatria e pedopsiquiatria, bem como dos psiquiatras e pedopsiquiatras do Colégio Nacional de Psiquiatria e Pedopsiquiatria. O questionário foi enviado a 391 participantes.

4. Elaboração do questionário :

Na ausência de uma escala psicométrica estruturada e validada para avaliar os conhecimentos e as atitudes em relação à telemedicina, utilizámos um questionário elaborado pela nossa equipa que respondia às necessidades do inquérito. As perguntas foram elaboradas com base nas leis tunisinas que regem o exercício da medicina na Tunísia, nas recomendações das sociedades científicas relativas à prática da telemedicina e da telepsiquiatria e tendo em conta certas especificidades do sistema de cuidados psiquiátricos tunisino. Assim, durante a elaboração do questionário, a nossa equipa baseou-se nas seguintes referências:

1. Decreto Presidencial n.º 2022-318, de 8 de abril de 2022, que estabelece as condições gerais para a prática da telemedicina e os domínios da sua aplicação (5) **(Anexo 2)**.

2. Código de Deontologia Médica da Tunísia (8).

3. Código Penal tunisino (9).

4. As recomendações e normas tecnológicas da AETMIS (Agence d'Évaluation des Technologies et des Modes d'Intervention en Santé) para a telepsiquiatria (10).

5. As recomendações da ATA (Associação Americana de Telemedicina) para a prática da telemedicina no domínio da saúde mental (11).

6. O Código Internacional de Ética Médica de 2022 da WMA (Associação Médica de Mondiale) (12).

7. Guide de bon usage de la télémédecine de la HAS (Haute Autorité de Santé) (13).

O questionário foi concebido de acordo com um modelo semi-estruturado com 53 perguntas, incluindo duas vinhetas clínicas que se prestam à discussão ética e legal. A maioria das perguntas era fechada com respostas binárias, 7 perguntas eram de escolha múltipla e apenas a pergunta da segunda vinheta era aberta. A aceitação geral da telepsiquiatria foi avaliada através de uma pergunta binária com duas respostas: "favorável" ou "desfavorável".

Para além dos dados sociodemográficos e profissionais, o questionário incluía :

- Perguntas sobre o equipamento tecnológico disponível no local de trabalho

- Perguntas que avaliam o conhecimento da legislação, o âmbito da telemedicina e as recomendações existentes

- Questões sobre a perceção e a representação da telemedicina e a utilidade da sua utilização na psiquiatria e nos cuidados psiquiátricos tunisinos.

- Perguntas sobre questões éticas e jurídicas

5. Pesquisa bibliográfica :

Efectuámos uma pesquisa bibliográfica utilizando os motores de busca Pubmed e Science Diret e o Google Scholar. Foram combinadas as palavras-chave Mesh (Medical Subjet headings) da National Library of Medicine: As palavras utilizadas foram: Telemedicina, psiquiatria, Ética, Perceção, Atitude, Aspectos legais.

6. Análise estatística :

Os dados foram introduzidos e analisados com recurso ao software SPSS versão 26. Foram calculadas frequências simples e percentagens para as variáveis qualitativas. Para as variáveis quantitativas foram determinadas as médias, os valores extremos (mínimo e máximo) e os desvios-padrão. Nos casos em que não se verificou normalidade, foram calculadas medianas e interquartis. As comparações de percentagens em séries independentes foram efectuadas através do teste do qui-quadrado de Pearson. Nos casos em que este teste não era válido, foi utilizado o teste exato de Fisher bicaudal. Em todos os testes estatísticos, o nível de significância foi fixado em 0,05.

7. Considerações éticas :

Todos os participantes foram informados do objetivo do estudo, do anonimato da participação e da possibilidade de se recusarem a participar. O estudo foi aprovado pelo Comité de Ética do Hospital Razi **(Anexo 3)**.

RESULTADOS

1. Tamanho da amostra :

Durante a recolha de dados, 70 participantes responderam ao questionário, o que corresponde a 17,9% dos médicos que foram contactados por correio eletrónico. Entre os participantes que responderam ao questionário, havia dois psiquiatras que estavam a exercer no estrangeiro na altura do estudo, pelo que foram excluídos. No total, foram incluídos no inquérito 68 participantes.

2. Caraterísticas sociodemográficas e profissionais dos médicos inquiridos :

A idade média dos participantes foi de 32±10 anos. Verificou-se uma predominância feminina (78%; n=53) com um rácio de sexo (masculino / feminino) de 0,28. Dos participantes, 82% (n=56) exerciam a sua atividade em psiquiatria e 18% (n=12) em pedopsiquiatria. Metade dos participantes eram residentes (médicos em formação) (50%, n=34). O sector de prática era público em 69% (n=47) e privado em 31% (n=21) dos casos. As várias caraterísticas sócio-demográficas e profissionais da população em estudo encontram-se detalhadas na Tabela I.

Quadro I: Dados sócio-demográficos e profissionais dos médicos inquiridos

Idade		32±10 anos [24-71]
Género	homem	22%(n=15)
	mulher	78%(n=53)
Número de anos de experiência profissional		5±7 anos
Especialidade	Psiquiatria	82%(n=56)
	Psiquiatria infantil	18%(n=12)
Estatuto profissional	Residente	50%(n=34)
	Assistente de hospital universitário	13%(n=9)
	Professor Associado	6%(n=4)
	Professor	3%(n=2)
	Especialista	28%(n=19)
Área de prática atual	Público	69%(n=47)
	Privado	31%(n=21)
Local de trabalho	Zona urbana	99%(n=67)
	Zonas rurais	1%(n=1)
Tempo médio necessário para obter um	2 semanas	73%(n=50)
primeira marcação	1 mês	15%(n=10)
	3 meses	12%(n=8)
Como efetuar uma marcação	Diário de papel	75%(n=51)
	Diário eletrónico	16%(n=11)
	Diário eletrónico em linha	16%(n=11)
	Secretária no local	40%(n=27)
Doente que viaja mais de 100	Sim	91%(n=62)
km (ida e volta) para o consultar	Não	9%(n=6)
Impedimento logístico para	Sim	99%(n=67)
consulta	Não	1%(n=1)
Motivo(s) da anulação do contrato	Afastamento geográfico (ausência	60%(n=41)
consulta	meios de transporte)	
	Restrições ao horário de trabalho do doente durante a deslocação Problemas somáticos	44%(n=30) 28%(n=19) 32%(n=22)

3. Utilização e disponibilidade de recursos tecnológicos entre os médicos inquiridos :

A maioria dos participantes (96%; n=65) já tinha utilizado a tecnologia (telefone, correio eletrónico, Facebook, WhatsApp e redes sociais) no seu trabalho diário. No local de trabalho dos participantes, cerca de metade (53%; n=36) dispunha de um computador e apenas 28% (n=19) tinham acesso à Internet de alta velocidade (pelo menos 384 kilobits por segundo (kbps)) (Tabela II).

Quadro II: Utilização e disponibilidade de equipamento tecnológico entre os médicos inquiridos

Variáveis	Respostas	Percentagens (número de efectivos)
Utilização da tecnologia na prática profissional	Sim Não	96%(n=65) 4%(n=3)
Principal utilização profissional	Pedidos de aconselhamento Comunicação com o doente Comunicação com a família do doente	93%(n=63) 54%(n=37) 59%(n=40)
Intervenção em situações de crise por telefone	Sim Não	72%(n=49) 28%(n=19)
Eficácia da intervenção telefónica segundo o médico	Eficaz Ineficaz	98%(48) 2%(n=1)
Tipo de equipamento tecnológico disponível no local de trabalho	Internet de banda larga (pelo menos 384 kbps) Computador Câmara Microfone Auricular Smartphone Tablet	28% (n=19) 53%(n=36) 18%(n=12) 18%(n=12) 10%(n=7) 79%(n=54) 7%(n=5)

Kbps: Kilobits por segundo

4. Avaliação dos conhecimentos dos médicos sobre telemedicina :

Mais de metade dos inquiridos (62%; n=42) não conhecia os vários procedimentos de telemedicina. Mais de dois terços dos participantes (73%; n=51) responderam que conheciam a definição de teleconsulta e 57% (n=39) dos médicos não tinham conhecimento da existência do Decreto-Lei Presidencial n.º 318/2022 relativo à prática da telemedicina na Tunísia (Tabela III).

Quadro III: Conhecimento da telemedicina entre os médicos inquiridos

Perguntas	Respost a	Percentagens (Números)
Conhecimento dos diferentes procedimentos de telemedicina	Sim Não	38%(n=26) 62%(n=42)
Definição de teleconsulta	Sim Não	73%(n=51) 27%(n=19)
Definição de tele-especialização	Sim Não	22% (n=15) 78%(n5=3)
Definição de monitorização médica à distância	Sim Não	41%(n=28) 59%(n=40)
Definição de assistência médica à distância	Sim Não	32%(n=22) 68%(n=46)
Definição de regulamentação médica	Sim Não	32%(n=22) 68%(n=46)
Definição de receita médica eletrónica	Sim Não	59%(n=40) 41%(n=28)
Conhecimento do Decreto-Lei Presidencial n.º 318/2022 relativo à prática da telemedicina na Tunísia	Sim Não	43%(n=29) 57%(n=39)
Conhecimento do procedimento de exercício da telemedicina na Tunísia	n Sim Não	18%(n=12) 82%(n=56)
Conhecimento das recomendações de boas práticas em matéria de telepsiquiatria	Sim Não	21%(n=14) 79%(n=54)
Possibilidade de emissão de receitas médicas (psicotrópicos da tabela B) por telemedicina	Sim Não	59%(n=40) 41%(n=28)
Possibilidade de praticar telemedicina com um doente no estrangeiro	Sim Não	94%(n=64) 6%(n=4)

5. Benefícios da formação :

A maioria (74%; n=50) dos inquiridos considera necessária uma formação académica em telemedicina. O principal interesse desta formação prende-se com a aplicação da telemedicina, o que foi salientado por 62% (n=42) dos médicos.

6. Perceção e utilidade da telepsiquiatria :

De acordo com 88% dos médicos, a telepsiquiatria poderia ser útil no sistema de saúde tunisino e 94% (n=64) deles consideraram que a telepsiquiatria poderia facilitar o acesso aos cuidados de saúde. O interesse pela prática da telepsiquiatria nos hospitais públicos foi manifestado por 79% (n=54) dos médicos. A telepsiquiatria pode atenuar a falta de psiquiatras nas regiões desfavorecidas, segundo 78% dos inquiridos (n=53). Para 88% dos participantes, a telepsiquiatria pode ser aplicada às técnicas psicoterapêuticas (Quadro IV).

Quadro IV: Perceção e utilidade da telepsiquiatria segundo os médicos inquiridos

Perguntas		Respostas	Percentagens (Números)
A utilidade da telepsiquiatria no sistema de saúde tunisino		Sim Não	90%(n=61) 10%(n=7)
A telepsiquiatria facilita o acesso aos cuidados de saúde		Sim Não	94%(n=64) 6%(n=4)
A telepsiquiatria tem tanto a ver com		Sim	88%(n=60)
psiquiatras do que psiquiatras independentes		Não	12%(n=8)
hospitais universitários			
A telepsiquiatria é uma solução alternativa		Sim	82%(n=56)
para o subdesenvolvimento da psiquiatria no		Não	18%(n=12)
ligação			
A utilidade da telepsiquiatria nos hospitais públicos		Sim Não	79%(n=54) 21%(n=14)
A telepsiquiatria pode ser uma solução para a		Sim	78%(n=53)
escassez de psiquiatras nas regiões		Não	22%(n=15)
desfavorecido			
Utilidade no meio prisional (para pacientes detidos)		Sim Não	74%(n=50) 26%(n=18)*
A telepsiquiatria pode ser considerada como :		Psiquiatria infantil Psiquiatria de adultos Psiquiatria geriátrica	59%(n=40) 96%(n=65) 75%(n=51)
Utilidade da prática da telepsiquiatria :		Primeiro contacto	56%(n=38)
		Em caso de emergência	43%(n=29)
		Durante o acompanhamento do doente	97%(n=54)
		(vigilância)	
Útil em :	Adictologia		74%(n=50)
	Técnica psicoterapêutica		88%(n=60)
	Gerir as crises suicidas		62%(n=42)
	Correção cognitiva		63%(n=43)
	Outros :		
	acompanhamento após uma consulta inicial		1%(n=1)
	Teleconsultas e encaminhamentos médicos		1%(n=1)

7. Questões éticas e médico-legais em telepsiquiatria :

Cerca de metade (56%; n=38) dos médicos considerou que a telemedicina corria o risco de desumanizar a prática da psiquiatria e cerca de um quarto (28%; n=19) respondeu que a telepsiquiatria não respeitava os princípios éticos da medicina no contexto tunisino. A maioria dos médicos (81%; n=55) respondeu que a telepsiquiatria era mais suscetível de problemas jurídicos do que a psiquiatria tradicional (Quadro V).

Quadro V: Respostas dos médicos inquiridos sobre questões éticas e médico-legais relacionadas com a telepsiquiatria

Perguntas	Respostas	Percentagem (número de efectivos)
A telepsiquiatria corre o risco de desumanizar a psiquiatria	Sim Não	56%(n=38) 44,1%(n=30)
A telepsiquiatria altera a qualidade das entrevistas psiquiátricas	Sim Não	35%(n=44) 65%(n=24)
A telepsiquiatria tem um impacto negativo na qualidade da relação médico-doente	Sim Não	43%(n=29) 57%(n=39)
A telepsiquiatria respeita os princípios éticos universais no contexto tunisino	Sim Não	72%(n=49) 28%(n=19)
Princípio ético que a telepsiquiatria não respeita no contexto tunisino	Autonomia Beneficência Não-maleficência Património	6%(n=4) 3%(n=2) 6%(n=4) 13%(n=9)
A telepsiquiatria é mais propensa a problemas médico-legais do que a psiquiatria tradicional	Sim Não	81%(n=44) 19%(n=13)
O risco de divulgação do segredo médico é maior na telepsiquiatria do que na psiquiatria tradicional.	Sim Não	49%(n=33) 51%(n=35)

8. Respostas às miniaturas :

Vinheta 1: Quando colocámos a questão sobre se um doente em tratamento para a perturbação bipolar deveria ser informado do diagnóstico de serologia VIH (+), 72% (n=49) dos inquiridos não concordaram com a comunicação desta informação através da teleconsulta.

Vinheta 2: A situação de um doente, em crise suicida com elevado risco de suicídio, não resolvida através da teleconsulta, as respostas foram agrupadas na tabela abaixo.

Tabela VI: Respostas à Vinheta 2

Respostas	Percentagem (número)
-Contactar a família (amigos próximos, pessoa de apoio)	47% (n=31)
-Pedir ao doente para ter uma consulta presencial o mais rapidamente possível	15% (n=10)
-Pedir ao doente que consulte uma unidade de urgência psiquiátrica	13% (n=9)
-Contactar o Ministério Público	5% (n=3)
-Pedido de hospitalização sob coação (HO, HDT)	13% (n=9)
-Prescrever um tratamento sedativo	1% (n=1)
-Continuar a gerir as crises suicidas à distância	4% (n=3)
-Notificar uma equipa de ambulatório	1% (n=1)
-Recusa de consulta para o tratamento de uma crise suicida e pedido ao doente para consultar os serviços de urgência	1% (n=1)

HO = hospitalização obrigatória; HDT = hospitalização a pedido de um terceiro

9. Adesão à telepsiquiatria :

A maioria dos participantes (84%; n=57) era a favor da telepsiquiatria. Não foi encontrada qualquer associação entre o apoio à telepsiquiatria e o género (p=0,69), o estatuto de médico (p=0,512), o número de anos de prática (p=0,834) ou o sector de atividade (p=1) (Quadro VII).

Quadro VII: Associação entre a aceitação da telemedicina e as variáveis profissionais e sócio-demográficas

Variáveis	Parecer favorável n=57	Opinião negativa n=11	P
Género homem mulher	21%(n=12) 97%(n=45)	27%(n=3) 73%(n=8)	p=0,69
Estatuto de médico júnior Sénior	47%(n=27) 53%(n=30)	64%(n=7) 36%(n=4)	p=0,512
Número de anos de experiência profissional	6±7 anos [1-40]	4±11 anos [2-43]	p=0,834
Especialidade Psiquiatria Psiquiatria infantil	82%(n=47) 18%(n=10)	82%(n=9) 18%(n=2)	p=1
Área de atividade Público Privado	68%(n=39) 32%(n=18)	73%(n=8) 72%(n=3)	p=1

DISCUSSÃO

1. Principais resultados :

No presente inquérito, o número total de participantes foi de 68, divididos em 50% de médicos seniores e 50% de médicos juniores (residentes). As mulheres predominaram (78%; n=53). A mediana do número de anos de experiência profissional foi de 5±7 anos. Dos participantes, 82% (n=56) exerciam a sua atividade em psiquiatria e 18% (n=12) em pedopsiquiatria. O sector de prática era público em 69% (n=47) e privado em 31% (n=21) dos casos. Cerca de metade dos participantes (53%; n=36) tinha um computador no trabalho, mas apenas 28% (n=19) tinham acesso à Internet de banda larga (pelo menos 384 kbps). A maioria (62%; n=42) não estava familiarizada com os vários procedimentos de telemedicina. Mais de metade (57%, n=39) dos médicos desconhece a existência do Decreto Presidencial n.º 318/2022 relativo à prática da telemedicina na Tunísia. Cerca de metade (56%; n=38) dos médicos considera que a telemedicina corre o risco de desumanizar a prática da psiquiatria, tendo a maioria dos médicos (81%; n=55) respondido que a telepsiquiatria é mais propensa a problemas legais do que a psiquiatria tradicional. Segundo 49% (n=33), a telepsiquiatria aumenta o risco de divulgação do segredo médico. A telepsiquiatria altera a qualidade da entrevista psiquiátrica, de acordo com 65% (n=44) dos inquiridos, e tem um impacto negativo na qualidade da relação médico-doente, de acordo com 43% (n=39). Cerca de um quarto dos participantes (28%; n=19) respondeu que a telepsiquiatria não respeita os princípios éticos da medicina no nosso contexto tunisino. A maioria dos médicos (84%) é favorável à telepsiquiatria. Não foi encontrada qualquer associação entre o apoio à telepsiquiatria e o estatuto do médico (p=0,512), o número de anos de experiência profissional (p=0,834) e a sua área de atividade (p=1).

2. Relevância e limitações do estudo :

Tanto quanto sabemos, este é o primeiro estudo tunisino a avaliar os conhecimentos dos médicos tunisinos, neste caso psiquiatras, sobre a telemedicina. O principal interesse deste trabalho reside na avaliação das percepções e do conhecimento da telemedicina entre os profissionais de saúde mental, alguns meses após a publicação do decreto-lei relativo à sua prática. Este estudo fornece dados primários sobre o interesse dos psiquiatras e pedopsiquiatras por esta nova prática médica. Sendo o primeiro estudo tunisino a debruçar-se sobre a questão da telemedicina entre os psiquiatras tunisinos, foi relevante identificar as suas necessidades de formação e identificar certas preocupações sobre o assunto. Abordar os aspectos éticos e legais da telepsiquiatria do ponto de vista dos seus futuros profissionais permitirá uma melhor compreensão dos novos desafios que os psiquiatras tunisinos poderão enfrentar.No entanto, este trabalho tem limitações metodológicas: a taxa de participação foi baixa (<20%) e a dimensão da amostra não foi representativa de todos os psiquiatras e pedopsiquiatras tunisinos, tanto do sector privado como do sector público. Além disso, a avaliação dos conhecimentos não era objetiva e não foi validada por um instrumento psicométrico fiável. Na ausência de tal ferramenta, desenvolvemos um questionário adaptado ao estudo.

3. Avaliação dos conhecimentos sobre telemedicina :

Mais de metade dos participantes (57%, n=39) não tinham ouvido falar do decreto-lei presidencial relativo à prática da telemedicina na Tunísia e, por conseguinte, desconheciam ainda o quadro jurídico que a rege. Este desconhecimento reflecte, entre outros factores, a falta de divulgação da lei e a falta de informação dos médicos tunisinos sobre o quadro jurídico da prática da telemedicina. Além disso, o período entre a publicação do decreto-lei e o nosso inquérito foi relativamente curto (oito meses), o que também pode ajudar a explicar este resultado. Além disso, o período entre a publicação do decreto-lei e o nosso inquérito foi relativamente curto (8 meses), o que também pode ajudar a explicar este resultado. Apesar da publicação relativamente recente do primeiro decreto de aplicação da lei, é importante sublinhar que o conceito de saúde digital em geral não é assim tão novo na Tunísia. A primeira experiência de telemedicina remonta a outubro de 1996, quando foi estabelecida uma ligação ocasional entre o hospital de La Rabta e o hospital Paul Brousse em Paris. Na sequência desta iniciativa, a telemedicina foi incluída pelo Ministro no seu plano estratégico informático e o Comité Nacional de Telemedicina (CNT) foi criado em 15 de maio de 1996 (14). O estabelecimento de um quadro jurídico para a prática da telemedicina na Tunísia foi iniciado pela Lei 2018-43, de 11 de julho de 2018, que alterou a Lei 91-21, de 13 de março de 1991, relativa ao exercício e à organização dos médicos e dentistas, incluindo a telemedicina como um sexto tipo de ato médico autorizado aos profissionais de saúde (3,4). No entanto, para definir as condições de aplicação desta nova prática médica, o Decreto Presidencial n. 318/2022 foi publicado no JORT em 8 de abril de 2022. Este decreto estabelece as condições gerais da telemedicina e as suas áreas de aplicação. A Tabela VIII ilustra os 29 artigos divididos em 4 capítulos contidos no Decreto Presidencial n.º 318/2022 (5). 318/2022 (5).

Tabela VIII: Capítulos e secções do Decreto-Lei Presidencial n.º 318/2022 que estabelece as condições gerais para a prática da telemedicina e o seu âmbito de aplicação

Capítulo	Título	Secção / Artigo
Capítulo 1:	Disposições gerais	Artigo 2.º □ Artigo 4.
Capítulo 2:	Domínios de aplicação da telemedicina	Artigo 5□ Artigo 7
Capítulo 3:	Condições gerais para a prática da telemedicina	Secção 1: Autorização Artigo 8.o □ Artigo 13.o Secção 2: Condições técnicas Artigo 14□ Artigo 18 Secção 3: Garantias para o exercício da medicina Artigo 19□ Artigo 23 Secção 4: Condições de pagamento Artigo 24□ Artigo 25
Capítulo 4:	Disposições finais e transitórias	Artigo 26□ Artigo 29

3.1. Domínios de aplicação da telemedicina :

Verificou-se um desconhecimento por parte dos médicos inquiridos relativamente às várias modalidades de telemedicina, com exceção da teleconsulta, que 73% afirmaram conhecer. Este resultado pode ser explicado pelo facto de a teleconsulta ser o procedimento de telemedicina mais utilizado e difundido na nossa especialidade.A telepsiquiatria é a aplicação específica da telemedicina no domínio da saúde mental. É mesmo considerada a sua aplicação mais antiga, tendo as primeiras experiências de teleconsulta sido iniciadas nos Estados Unidos em 1958 (15).Em psiquiatria, os procedimentos de telemedicina mais utilizados são a teleconsulta e a tele-especialização. Para além destas duas áreas, a telemedicina tem várias outras áreas de aplicação, incluindo a monitorização médica à distância, a assistência médica à distância e a regulação médica. O primeiro capítulo do decreto-lei define os vários actos em causa, bem como os conceitos relacionados com a saúde digital, como a prescrição médica eletrónica e a plataforma médica.

3.2. Telemedicina e requisitos administrativos

O desconhecimento do procedimento para a prática da telemedicina foi referido por 83% dos médicos. Num segundo capítulo, a lei define as condições gerais para a prática da telemedicina: uma secção é dedicada à autorização para a criação de uma plataforma, destacando a necessidade de duas autorizações do INPDP (organismo nacional de proteção de dados pessoais) e uma autorização do Ministro da Saúde. Se o médico ou o dentista trabalhar no sector privado, a sua associação profissional deve aprovar o acordo e informar o Ministério da Saúde. Se o médico trabalhar no sector público, o acordo deve ser aprovado pelo Ministério da Saúde.

3.3. Telemedicina e medicamentos psicotrópicos (quadro B) :

De acordo com 59% dos participantes, é possível emitir uma receita da Tabela B através da telemedicina. Este resultado evidencia ainda mais o desconhecimento da lei por parte dos participantes, uma vez que o método de dispensa de medicamentos pelas farmácias exclui os medicamentos da tabela B e os psicotrópicos sujeitos a controlo ministerial, tal como anunciado no artigo 18.

3.4. Telemedicina e prática transfronteiriça :

Contrariamente à resposta de quatro participantes, é legalmente permitida a prática da telemedicina em doentes residentes no estrangeiro. De acordo com o artigo 13.º, a autorização para o exercício da medicina além-fronteiras deve ser concedida após notificação prévia ao Ministério da Saúde e às ordens profissionais competentes.

3.5. Telemedicina e recomendações :

A maioria dos participantes nunca tinha lido as recomendações sobre telemedicina. No entanto, é essencial conhecer estas recomendações, uma vez que foram concebidas para orientar e dirigir os médicos nas suas boas práticas, com base em orientações éticas, opiniões de peritos, dados científicos e normas estabelecidas para a proteção de dados e a confidencialidade das informações médicas (10-13).

4. O papel da formação em telemedicina

A maioria dos médicos respondeu que a formação em telemedicina é necessária. Atualmente, a formação é considerada um fator-chave para a expansão da telemedicina e para a eliminação dos obstáculos à sua aplicação. Um exemplo disso é a estratégia adoptada pelos Estados Unidos. A fim de integrar com êxito a telemedicina na continuidade dos cuidados de saúde nos Estados Unidos, foram incluídos cursos nos currículos dos estudos médicos com o objetivo de explorar eficazmente as tecnologias de telemedicina nas futuras carreiras dos estudantes (16).

5. Representação e utilidade da telepsiquiatria :

No presente estudo, apesar da falta de conhecimentos, a maioria dos médicos expressou uma opinião favorável sobre a sua adesão à telepsiquiatria, indicando uma perceção positiva da utilização das tecnologias da informação e da comunicação nas suas práticas clínicas. Este resultado é coerente com o de um estudo recente realizado por Albarrak et al na Arábia Saudita para avaliar o conhecimento e a perceção da telemedicina entre médicos de diferentes especialidades. A maioria dos médicos tinha um conhecimento médio da tecnologia da telemedicina, mas tinha uma perceção positiva da mesma e estava disposta a adoptá-la na sua prática clínica. Os principais obstáculos à prática da telemedicina mencionados no estudo foram a falta de formação adequada e a falta de coordenação entre os especialistas em tecnologias da informação e os clínicos (17).

No presente inquérito, o valor da telemedicina em psiquiatria foi demonstrado independentemente do estatuto, do número de anos de profissão, do local de exercício e da especialidade. De facto, dos médicos que apoiaram a telemedicina, 47% eram juniores e 53% seniores. Isto sugere que a familiaridade com as tecnologias digitais não é um fator determinante na adoção da telemedicina, uma vez que os médicos seniores estão tão preocupados como os médicos juniores. Do mesmo modo, o nosso estudo demonstrou que o interesse demonstrado pela telepsiquiatria não varia de acordo com a especialidade, uma vez que a maioria dos pedopsiquiatras inquiridos expressou uma opinião favorável. Certas caraterísticas ligadas à entrevista em pedopsiquiatria sugerem que o interesse pela telepsiquiatria em pedopsiquiatria pode ser limitado devido à utilização da mediação no jogo e na motricidade, à necessidade de materiais didácticos específicos (brinquedos, desenhos, massa de modelar) e à análise dos movimentos da criança na sala. Num estudo realizado junto dos psiquiatras da Normandia, no que diz respeito à prática da telepsiquiatria, a teleconsulta para crianças é a menos prevista em comparação com a dos adolescentes, adultos e idosos (18).Estes dados permanecem controversos, uma vez que outros estudos demonstraram os benefícios da teleconsulta em crianças e alguns programas dedicados a esta população revelaram a sua exequibilidade, especialmente no caso de perturbações do neurodesenvolvimento (19,20). O interesse demonstrado pelos médicos inquiridos pela telepsiquiatria corrobora os dados recolhidos a nível mundial, como demonstram as experiências de vários países. Numa primeira fase, a telepsiquiatria só foi praticada de forma experimental e irregular nos Estados Unidos entre 1960 e 1970. Com o passar dos anos, e graças ao rápido desenvolvimento tecnológico, tornou-se um instrumento de serviço para os doentes que sofrem de perturbações mentais em vários países do mundo (21). A telepsiquiatria reveste-se de particular interesse em determinados contextos específicos, como a escassez de psiquiatras, a falta de estruturas de cuidados dedicadas às perturbações mentais e o afastamento geográfico dos doentes. Esta situação levou a APA (American Psychiatric Association) a reconhecer, a partir de 1998, o valor e o lugar da telepsiquiatria no tratamento dos doentes que sofrem de perturbações mentais (22). Por outras palavras, existe um número crescente de ensaios controlados que demonstram a eficácia da telepsiquiatria no tratamento específico de várias perturbações mentais e mesmo na gestão de situações de crise (23). Para certos grupos de pacientes, a distância criada pela telepsiquiatria pode ser considerada uma vantagem, pois pode favorecer o seu envolvimento nos cuidados de saúde mental, nomeadamente para os pacientes com fobias ou para os idosos que podem enfrentar obstáculos como a mobilidade reduzida, os problemas de transporte ou o isolamento social (24,25). A eficácia da psiquiatria está longe de se limitar aos métodos tradicionais de tratamento psiquiátrico, estendendo-se também a certos métodos psicoterapêuticos recentes. Um exemplo é a terapia cognitivo-comportamental (TCC) para o tratamento da fobia social. Numa meta-análise recente que incluiu 42 artigos, os resultados concluíram que a TCC baseada na Internet era eficaz no tratamento da fobia social, sem diferença significativa em relação à TCC convencional (26).

6. Questões legais e éticas que envolvem a telepsiquiatria :

A primeira vinheta clínica desta obra coloca a questão da prática da telemedicina no contexto de uma urgência psiquiátrica frequente, nomeadamente um risco suicida elevado e eminente com uma recusa de tratamento por parte do paciente. Nesta situação, a hospitalização compulsiva é indicada pelo artigo 11 da lei 92/83 de 3 de agosto de 1992, reformada pela lei 40 de 3 de maio de 2004, relativa à saúde mental e às condições de hospitalização por perturbações mentais (27).A maioria dos médicos inquiridos respondeu que é necessário contactar a família para trazer o doente ao serviço de urgência psiquiátrica;

embora saibam que o doente pode recusar-se a ir ao serviço de urgência, pode recusar-se a dar-nos os contactos dos familiares, ou a família pode simplesmente não estar contactável. E é nestas situações críticas, mas ao mesmo tempo bastante frequentes, que reside toda a problemática da responsabilidade médica quando se opta pela prática da psiquiatria à distância. Deverá o contacto com a família ser sistematicamente mantido em situações de alto risco e incluído no registo médico eletrónico? A telemedicina deve poder acionar o procedimento de hospitalização compulsiva? Como pode o psiquiatra contactar o Ministério Público para comunicar a necessidade de internamento compulsivo? Se o médico recusar a teleconsulta nesta situação, ou se o doente se recusar a ir às urgências e se suicidar, o médico será responsabilizado do ponto de vista médico por omissão de socorro a uma pessoa em perigo?

No que se segue, neste capítulo, apresentaremos as regras deontológicas que regem a prática médica, com especial destaque para as garantias legais em telemedicina previstas no decreto legislativo. Analisaremos também algumas questões jurídicas relacionadas com a telemedicina, dando particular atenção à sua aplicação em psiquiatria.

6.1. Obrigação de informação e consentimento :

No âmbito da telemedicina, é essencial que cada doente seja informado do seu estado de saúde, dos exames complementares solicitados, dos tratamentos previstos, dos seus benefícios e potenciais complicações, do direito de recusar ou aceitar o tratamento, bem como dos dados relativos às consequências da utilização do dispositivo tecnológico (acessibilidade, facilidade de utilização, risco). O princípio fundamental da deontologia médica, segundo o qual o paciente tem a liberdade de escolher o seu médico, é enunciado no artigo 10 do Código de Deontologia Médica tunisino (8). Este princípio pode ser objeto de restrições, nomeadamente em caso de tele-especialização ou de tele-assistência. Nestes casos, o médico deve informar o doente da necessidade de pedir o parecer de um colega, em caso de tele-especialização, ou de outro profissional de saúde (por exemplo, psicólogo, segunda opinião de um psiquiatra), em caso de tele-assistência, e tomar a sua própria decisão.consentimento para o intercâmbio de informações médicas através das tecnologias da informação, tal como referido no artigo 23.o do decreto presidencial.Os artigos 19.oe 21.o do decreto-lei reiteram estas duas obrigações e indicam que a informação e o consentimento devem ser registados no processo clínico eletrónico.

6.2. A confidencialidade, a segurança e a obrigação de segredo médico:

No presente inquérito, cerca de metade dos médicos responderam que a telepsiquiatria aumentava o risco de revelação do segredo médico. A proteção do segredo é uma obrigação legal dos médicos e deve ser respeitada em todas as situações, incluindo quando utilizam as modernas tecnologias de comunicação. De acordo com o artigo 254 do Código Penal tunisino e com os artigos 8 e 9 do Código de Deontologia Médica, os médicos são obrigados a garantir a confidencialidade das informações a que têm acesso no exercício da sua profissão (8,9).

O artigo 22.º do decreto-lei especifica a natureza dos dados recolhidos durante a telemedicina. No mesmo contexto, o artigo 23.º do decreto-lei condiciona a prática da telemedicina ao mencionar as garantias de segurança e confidencialidade. O proprietário da plataforma está proibido de aceder a esses dados, que só podem ser acedidos pelo médico requerente ou solicitado, ou pelos profissionais de saúde que participam no procedimento de telemedicina, depois de informar o doente e obter o seu consentimento. O artigo 15.º do decreto faz referência a requisitos técnicos e de segurança. Da mesma forma, o artigo 16.º especifica que os dados serão alojados na Tunísia por um fornecedor nacional de serviços de computação em nuvem. A questão do arquivamento do ficheiro eletrónico foi tratada no mesmo artigo; os dados serão transferidos e armazenados numa base de dados central nos serviços técnicos do Ministério da Saúde. A questão da confidencialidade e do segredo médico é bastante específica da psiquiatria, especialmente nos casos em que o doente é incapaz de consentir no tratamento. Nestes casos, os psiquiatras são por vezes obrigados a informar a família, a fim de garantir a consulta e a adesão ao tratamento. Este facto pode ser preocupante quando se pratica a telepsiquiatria, que não é regida por regras jurídicas ou éticas.

6.3. Responsabilidade médico-legal e telemedicina :

A telemedicina cria novos desafios e riscos jurídicos adicionais aos já existentes na prática médica tradicional. O recurso à telemedicina suscita questões jurídicas complexas que exigem uma atenção especial, não só por parte dos médicos, mas também por parte dos diferentes intervenientes no ato de telemedicina (o médico assistente, o médico requerido, o médico assistente, o profissional de saúde, o estabelecimento de saúde e o fornecedor de apoio informático). Na Tunísia, não existe ainda um quadro jurídico ou regulamentar claramente definido no que respeita à repartição das responsabilidades entre os diferentes intervenientes na telemedicina, incluindo os terceiros tecnológicos. Em caso de falha de segurança do sistema de telecomunicações, de perda de dados, de mau funcionamento do hardware ou do software, ou de qualquer outra situação em que o seu produto ou serviço seja considerado como causador de um dano, o fornecedor será considerado responsável. Trata-se da responsabilidade de um terceiro tecnológico.Neste capítulo, vamos apenas abordar as potenciais questões jurídicas envolvidas nos actos relacionados com a psiquiatria, ou seja, a teleconsulta, a tele-especialização e a teleassistência.

6.3.1. Responsabilidade civil das teleconsultas :

Na teleconsulta, o médico é obrigado a efetuar o diagnóstico com todo o cuidado, utilizando todos os meios à sua disposição. Em termos de responsabilidade médica, o regime aplicável não é diferente do que vigora numa consulta tradicional. O psiquiatra, como qualquer outro médico que utilize a telemedicina durante uma consulta, pode incorrer em responsabilidade civil, penal, administrativa e disciplinar (29,30).

6.3.2. Responsabilidade em matéria de tele-especialização :

Em matéria de telemedicina, a responsabilidade pode ser imputada quer ao médico requerente, que tomará a decisão final, quer ao médico requerido, se este cometer um erro, nomeadamente ao emitir um parecer fora do seu domínio de competência, ao omitir elementos importantes ou ao ter problemas técnicos.

A responsabilidade também pode ser partilhada se a culpa for de ambos os médicos. Em qualquer caso, ambos os profissionais devem agir com probidade e diligência, esclarecer as situações que possam afetar as suas decisões e abster-se de dar conselhos, se necessário. Cada médico assume a sua responsabilidade pessoal, aplicando o princípio da obrigação de meios. O médico requerido deve ter em conta os limites da informação e das tecnologias utilizadas, procurar obter conhecimentos especializados adicionais, se necessário, e indicar claramente os limites da sua recomendação. Pode igualmente recusar-se a efetuar a tele-perícia se, por exemplo, considerar que a qualidade da informação não é suficientemente elevada ou que a informação médica fornecida não corresponde às exigências convencionais de nitidez da imagem. O médico requerente é responsável pelas informações recolhidas e transmitidas, pelas informações dadas ao doente e pela decisão final relativa ao diagnóstico ou ao tratamento (28-30).

6.3.3. Responsabilidade pela assistência remota :

No que diz respeito à teleassistência, a responsabilidade aplicável é a mesma que a aplicável à teleconsulta ou à teleperícia quando estão em causa actos médicos. No processo de diagnóstico ou terapêutico, os médicos partilham a responsabilidade. Quando o ato de teleassistência é realizado, por exemplo, entre dois psiquiatras e um psicólogo. O segundo psiquiatra é responsável pelo resultado da sua assistência, enquanto o psicólogo é responsável pela orientação diagnóstica que fornece (29,30).

6.4. Responsabilidade e telemedicina transfronteiriça :

A utilização da telemedicina pode facilitar a prática da psiquiatria transfronteiriça, o que levanta questões jurídicas adicionais. Devem ser tidas em conta as questões de jurisdição, regulamentação e cumprimento das leis e normas de cada país. Vale a pena mencionar que o princípio da territorialidade das leis significa que se aplicam as leis do país onde a infração é cometida. Este facto pode colocar dificuldades em caso de litígio entre um médico tunisino que tenha cometido um erro durante uma teleconsulta e um doente estrangeiro que pretenda intentar uma ação judicial (28).

7. Questões éticas da telemedicina em psiquiatria :

A segunda vinheta apresentada neste trabalho aborda o problema do anúncio do diagnóstico de uma infeção sexualmente transmissível contraída durante um episódio hipomaníaco num doente em tratamento da perturbação bipolar. A maioria dos médicos inquiridos recusou-se a informar os doentes por videoconferência. O anúncio de más notícias deve ter em conta certas regras éticas e uma comunicação de qualidade; neste caso particular, a revelação de um diagnóstico grave exige competências de comunicação, uma abordagem empática, uma discussão pormenorizada e orientação médica. Neste caso particular, a revelação de um diagnóstico grave exige competências de comunicação, uma abordagem empática, uma discussão pormenorizada e uma orientação médica. Existe o risco de que este quadro seja perturbado durante o processo de anúncio por videoconferência, tornando a informação difícil de compreender ou de aceitar pelo doente. A recomendação da AETMIS desaconselha a transmissão de más notícias através da telemedicina (10). Na situação atual, seria necessário transformar a teleconsulta numa consulta presencial, mas esta decisão não deve de forma alguma atrasar o anúncio e a gestão.O advento de uma nova tecnologia não deve levar à criação de uma nova ética, mas pode exigir que os princípios existentes sejam adaptados para ter em conta as novas situações que gera. Assim, a utilização da telemedicina na prática psiquiátrica pode levantar questões éticas importantes e, entre os principais receios levantados, será legítimo interrogarmo-nos sobre a preservação da ética e o futuro da relação médico-doente.

7.1. A telepsiquiatria e o respeito dos princípios éticos universais :

De acordo com o nosso inquérito, 28% dos médicos consideram que a telepsiquiatria não respeita os princípios éticos universais. A prática da telepsiquiatria está ainda a suscitar reflexões sobre a sua conformidade com os princípios éticos universais, sobretudo no contexto tunisino, onde a questão da viabilidade da sua aplicação é bastante recente, sendo possível que a sua prática se inicie num futuro próximo.

- Caridade :

A beneficência é um princípio ético fundamental em medicina. Este princípio implica que os profissionais de saúde têm a obrigação moral de fazer o bem e de atuar no melhor interesse dos seus doentes. Em telemedicina, isto significa que os profissionais de saúde devem prestar cuidados de qualidade à distância, utilizando tecnologias adequadas e respeitando as normas éticas e de segurança. É essencial que a qualidade dos cuidados prestados pela telepsiquiatria seja equivalente à da psiquiatria convencional. No seu guia de boas práticas em telemedicina, a HAS insta os médicos a serem capazes de avaliar a pertinência de uma teleconsulta em função da situação clínica do doente, da disponibilidade de dados e da capacidade do doente de comunicar à distância e de utilizar ferramentas informáticas (13).

Na ausência de psiquiatria de ligação em muitos hospitais tunisinos, a telepsiquiatria pode revelar-se uma solução viável para melhorar o acesso aos cuidados de saúde mental no país. Do mesmo modo, na Tunísia, devido à desertificação médica, à escassez de profissionais de saúde mental e à densidade relativamente baixa de psiquiatras no país, a telemedicina poderia desempenhar um papel crucial na resolução desta crise sanitária.

Do mesmo modo, no nosso contexto sociocultural, as perturbações mentais continuam a ser estigmatizadas e a consulta de um psiquiatra pode ser encarada de forma negativa. A telepsiquiatria pode ajudar a combater o estigma, proporcionando um acesso mais fácil e mais cómodo aos cuidados de saúde mental para as pessoas que podem ter relutância em visitar um terapeuta pessoalmente (31). Consequentemente, a teleconsulta pode oferecer um certo grau de anonimato e confidencialidade.

- Não maleficência :

Quanto ao princípio da não maleficência, "Primum non nocere", significa que os profissionais de saúde devem avaliar os riscos e benefícios potenciais das suas acções. de todas as intervenções médicas e tomar todas as medidas necessárias para evitar riscos e efeitos secundários negativos para os doentes. No contexto da telemedicina, devem ser consideradas certas precauções inerentes a esta nova prática: segurança, confidencialidade dos registos médicos e respeito pela privacidade dos doentes. No Manual de Ética de 2022, a AMM considerou estas exigências como deveres para com o doente e que o médico deve dar prioridade à consulta médica e ao tratamento através de um contacto direto e pessoal, sempre que tal seja clinicamente adequado (12).

Na Tunísia, o princípio da não maleficência pode ser restringido no início da utilização desta prática. Isto pode dever-se ao facto de os médicos não estarem formados e equipados em termos de conhecimentos e competências para a aplicação das tecnologias da comunicação. Esta falta de preparação pode causar danos e prejuízos ao nível da confidencialidade e da qualidade dos cuidados prestados aos doentes, o que poderá alterar outro princípio ético, o do profissionalismo. Pensamos que será desejável garantir que o princípio do profissionalismo seja respeitado mesmo antes da utilização da telemedicina.

- Autonomia :

O respeito pela autonomia é um princípio ético fundamental em medicina, que estipula que os doentes têm o direito de tomar decisões sobre a sua própria saúde, com base no seu próprio julgamento e valor. O princípio do respeito pela autonomia implica que os doentes devem ser plenamente informados sobre o seu estado de saúde, as opções de tratamento disponíveis, os riscos e benefícios de cada opção e o seu direito de recusar ou aceitar o tratamento (consentimento e informação). Em psiquiatria, o respeito pela autonomia dos doentes pode ser particularmente complexo devido a perturbações mentais que podem afetar a sua capacidade de tomar decisões informadas, ou em situações de emergência psiquiátrica que exijam medidas coercivas. Com efeito, a questão da autonomia dos pacientes que sofrem de perturbações mentais suscitou, e continua a suscitar, numerosos debates éticos e reflexões sobre este princípio em todo o mundo. Em telepsiquiatria, a relação benefício/risco deve ser objeto de reflexão para cada paciente, tendo em conta as suas particularidades e a sua patologia. À luz destas considerações, a autonomia deve ser a regra para os pacientes que sofrem de perturbações mentais, e o psiquiatra deve envolver o paciente nos seus próprios cuidados, tendo o cuidado de manter uma relação autónoma fora das situações de risco que comprometem este princípio de autonomia e consentimento.

- Património :

A equidade é um princípio ético fundamental que exige que todos os indivíduos tenham igual acesso aos cuidados de saúde. Isto significa que todos os doentes devem ter a oportunidade de beneficiar dos mesmos cuidados de saúde, sem qualquer discriminação com base na origem, estatuto socioeconómico, idade, sexo ou localização geográfica.

Este princípio pode não ser respeitado na telemedicina aplicada à psiquiatria. Em alternativa, a telemedicina pode funcionar como um travão ao princípio da equidade nas situações em que limita o acesso de certos doentes a este serviço de cuidados. Por exemplo, os doentes que sofrem de perturbações mentais graves, como certas formas de esquizofrenia ou doenças associadas a perturbações neurocognitivas profundas, podem ter dificuldade em utilizar a Internet para comunicar com o seu médico (32).

Por outro lado, no contexto tunisino, o princípio da equidade pode ser posto em causa pela fraca cobertura da Internet em certas regiões do país. O facto de apenas 28% dos médicos inquiridos disporem de acesso à banda larga no seu local de trabalho evidencia o desafio logístico que representa a prática da telepsiquiatria. Para que a saúde telemental, incluindo a telepsiquiatria, funcione eficazmente, é necessário dispor de uma ligação à Internet de qualidade. De acordo com o AETMIS, o limiar mínimo para uma qualidade de imagem e de som adequada nas teleconsultas psiquiátricas é de 384 kbps (10). Esta velocidade é igualmente reconhecida como mínima pela ATA, uma vez que a qualidade da ligação à Internet pode afetar a qualidade da consulta e, por conseguinte, a eficácia dos cuidados de saúde mental. A ATA emitiu igualmente recomendações relativas a outros factores, como a largura de banda, a posição da câmara, a iluminação, o tamanho do monitor e o ambiente da sala, mas estas não são consideradas obrigatórias (11). De acordo com o último relatório da União Internacional das Telecomunicações, o número de subscritores de serviços de acesso à banda larga fixa será de 12,2 por cada 100 habitantes em 2021, o que levanta a questão de como implementar a telemedicina a partir das casas dos doentes (33).

7.2. A telepsiquiatria e a relação médico-doente:

A telemedicina subverte um certo número de princípios tradicionais que regem a relação médico-doente, que é a base da prestação de cuidados terapêuticos no trabalho quotidiano do psiquiatra. Esta relação pode ser comprometida pelo facto de a utilização das TIC surgir como um terceiro interveniente na relação médico-doente, fazendo com que a interação deixe de ser binária e passe a ser triangular. Além disso, a utilização da telemedicina pode levar a uma certa desumanização da medicina devido à distância física entre o médico e o doente, o que pode enfraquecer os laços entre eles. O facto de o médico ser virtual (e-medicina) pode também levar a uma situação em que o doente está menos inclinado a ouvir o médico. Do mesmo modo, a empatia do médico com um doente virtual (doente eletrónico) é reduzida. Por conseguinte, para manter uma relação de confiança, é necessário que o médico e o doente tenham acesso a dados de identificação mútua fiáveis para cada procedimento de telemedicina (34). Com efeito, o risco de perda de informações não verbais (expressão facial, gestos, movimentos corporais, contacto visual e alterações do tom de voz) durante a teleconsulta pode alterar a comunicação terapêutica. Para Van Wynsberghe e Gastamans, os cinco sentidos do psiquiatra devem ser acionados e a entrevista à distância apenas forneceria uma informação parcial ao doente, incompatível com a qualidade dos cuidados (35). Nesta perspetiva, alguns autores sublinham a necessidade de manter a relação médico-doente, combinando, se possível, consultas presenciais (34). Outra questão sócio-cultural que deve ser levantada diz respeito à aceitação da telemedicina pelos pacientes tunisinos. Para muitos deles, este método pode ser visto como uma forma estranha de cuidados, o que pode levar a uma relutância em relação a esta nova cultura de saúde digital e afetar potencialmente a relação médico-doente.

8. Perspectivas futuras e recomendações :

À luz dos nossos resultados e dos dados consultados, podemos presumir que os psiquiatras tunisinos estão empenhados na telemedicina e estão conscientes dos seus benefícios e do que ela pode acrescentar aos cuidados dos pacientes com perturbações mentais na Tunísia. No entanto, a falta de conhecimento sobre esta prática e as suas recomendações, bem como os desafios éticos e jurídicos que levanta, podem dificultar a sua aplicação nesta fase.

Consequentemente, é possível extrair uma série de recomendações destes resultados:

- Criar programas de formação especializada em telemedicina para melhorar o conhecimento desta nova prática na Tunísia.

Esta formação poderia abranger conhecimentos teóricos, as diferentes modalidades e os aspectos técnicos e práticos da telemedicina, para os ajudar a utilizar eficazmente as TIC nos cuidados à distância.

- Reconhecer as recomendações disponíveis em matéria de telemedicina e aconselhar os profissionais sobre a necessidade de as respeitar.

- Para atingir estes dois primeiros objectivos, podem ser integrados cursos teóricos e seminários práticos no currículo de formação médica das faculdades de medicina, com base na experiência dos países que integraram com êxito a telemedicina no processo contínuo de cuidados. Estes programas de formação para estudantes podem envolver uma série de pessoas diferentes, incluindo médicos, juristas e especialistas em TI.

- Programa Aulas de mestrado para médicos atualmente em exercício, com o objetivo de os sensibilizar para a telemedicina e as questões que esta suscita e de promover novas práticas médicas baseadas nas novas tecnologias.

- Abordagem da questão ética da telemedicina nos diferentes comités de ética da Tunísia, a fim de levantar as principais questões éticas em jogo na prática da medicina à distância, mas também para estabelecer orientações éticas que garantam uma relação médico-doente de qualidade.

- Definir um quadro jurídico para a repartição das responsabilidades entre os diferentes actores envolvidos na telemedicina.

- Elaborar um guia específico para os psiquiatras sobre as melhores práticas de telemedicina, tendo em conta a especificidade desta especialidade.

- Definição de protocolos de cuidados para os doentes que sofrem de perturbações mentais, incluindo a telepsiquiatria como opção de cuidados à distância, adaptando os programas terapêuticos em função da natureza das perturbações psiquiátricas.

CONCLUSÕES

A telemedicina está cada vez mais difundida em muitos países, oferecendo a possibilidade de prestar cuidados médicos à distância. Na Tunísia, o quadro jurídico da telemedicina foi estabelecido pela Lei 2018-43, de 11 de julho de 2018, que alterou a Lei 91-21, de 13 de março de 1991, relativa ao exercício e à organização da profissão de médico e dentista. No entanto, para especificar as modalidades de aplicação desta prática, um decreto presidencial n.º 318/2022 foi publicado no JORT a 8 de abril de 2022. Devido a certas particularidades ligadas à sua prática, a psiquiatria é uma das especialidades mais afectadas pela telemedicina. O objetivo desta dissertação foi avaliar os conhecimentos, as percepções e o apoio dos psiquiatras e pedopsiquiatras tunisinos à telemedicina, levantando simultaneamente as questões éticas e médico-legais que podem surgir no nosso contexto tunisino. O inquérito foi realizado em linha, utilizando um questionário eletrónico concebido na plataforma Google Forms. Foram incluídos os seguintes elementos: Psiquiatras tunisinos e pedopsiquiatras que exercem a sua atividade na Tunísia, tanto no sector público como no privado. O questionário foi enviado a 391 participantes. Durante a recolha de dados, 70 participantes responderam ao questionário, ou seja, 17,9% dos médicos contactados por correio eletrónico. Entre estes participantes, foram excluídos dois médicos tunisinos que exerciam a sua atividade no estrangeiro. No total, foram incluídos 68 participantes neste inquérito, divididos em 50% de médicos seniores e 50% de médicos juniores.médicos juniores (residentes). As mulheres predominam (78%; n=53). A mediana do número de anos de prática foi de 5±7 anos. Dos participantes, 82% (n=56) exerciam a sua atividade em psiquiatria e 18% (n=12) em pedopsiquiatria. O sector de prática era público em 69% (n=47) e privado em 31% (n=21) dos casos. Cerca de metade dos participantes (53%; n=36) tinha um computador no trabalho e apenas 28% (n=19) tinha acesso à Internet de banda larga (pelo menos 384 kbps).A maioria (62%; n=42) desconhecia os vários procedimentos de telemedicina e 57% (n=39) dos médicos não sabiam da existência do Decreto-Lei Presidencial n.º 318 / 2022 relativo à prática da telemedicina na Tunísia.A maioria dos médicos (81%; n=55) respondeu que a telepsiquiatria é mais propensa a problemas legais do que a psiquiatria tradicional e, segundo 49%, a telepsiquiatria está mais exposta ao risco de divulgação do sigilo médico.Cerca de metade (56%; n=38) dos médicos considerou que a telemedicina corre o risco de desumanizar a prática da psiquiatria. A telepsiquiatria altera a qualidade da entrevista psiquiátrica, segundo 65% (n=44) dos inquiridos, e tem um impacto negativo na qualidade da relação médico-doente, segundo 43% (n=39). Mais de um terço (28%; n=19) respondeu que a telepsiquiatria não respeita os princípios éticos da medicina. A maioria dos médicos (84%) é favorável à telepsiquiatria. Não foi encontrada qualquer associação entre o apoio à telepsiquiatria e o estatuto do médico (p=0,512), o número de anos de experiência profissional (p=0,834) ou a sua área de atuação (p=1).Apesar do interesse dos psiquiatras pela telemedicina, o nosso inquérito evidenciou um desconhecimento sobre esta nova modalidade de cuidados.prática médica. As questões éticas e médico-legais abordadas foram a questão da informação, do consentimento, da obrigação de sigilo médico e do direito a cuidados de qualidade. A conformidade da telepsiquiatria com os princípios éticos da medicina coloca grandes desafios, nomeadamente no que diz respeito ao respeito pelo princípio da equidade e da beneficência. Isto deve-se à natureza de certas perturbações mentais graves, mas também às insuficiências logísticas e à falta de formação em TIC dos médicos tunisinos. Do mesmo modo, no âmbito da telepsiquiatria, colocámos a questão da relação médico-doente que, com a utilização das TIC, corre o risco de ser reduzida a uma relação virtual.Apesar do envolvimento atual de vários organismos e comités tunisinos na promoção e no desenvolvimento da saúde em linha, como o CNT, o INPDP, a sociedade tunisina de telemedicina e saúde em linha, a saúde digital depara-se com vários desafios económicos (custos dos cuidados de saúde, sistemas de seguros de saúde), logísticos e organizacionais (infra-estruturas digitais, acesso à Internet, equipamento informático), bem como socioculturais (aceitação da cultura digital, iliteracia digital), que podem ter um impacto na relação terapêutica, na confiança, na empatia e até no tratamento de pacientes que sofrem de perturbações mentais.Como é que o psiquiatra e o doente tunisino podem estabelecer confiança nas ferramentas informáticas? Como é que podem encará-las como um aliado eficaz na sua relação terapêutica?

REFERÊNCIAS

1. WHO Group Consultation on Health Telematics (1997: Geneva S. A health telematics policy in support of WHO's Health-for-all strategy for global health development: report of the WHO Group Consultation on Health Telematics, 11-16 December, Geneva, 1997 [Internet]. Organização Mundial de Saúde; 1998 [citado 2022 Dez 15]. Relatório n.º: WHO/DGO/98.1. Disponível em: https://apps.who.int/iris/handle/10665/63857

2. Ohannessian R, Duong TA, Odone A. Global Telemedicine Implementation and Integration Within Health Systems to Fight the COVID-19 Pandemic: Um Apelo à Ação. JMIR Public Health Surveill. 2020;6(2):e18810.

3. República da Tunísia. Lei n.º 2018-43, de 11 de julho de 2018, que completa a Lei n.º 91-21, de 13 de março de 1991, relativa ao exercício e à organização da profissão de médico e de dentista, Jornal Oficial de 17 de julho de 2018.

4. República da Tunísia. Lei n.º 91-21, de 13 de março de 1991, relativa ao exercício e à organização das profissões de médico e de dentista. Jornal Oficial de 15 de março de 1991.

5. República da Tunísia. Decreto presidencial n.º 2022-318, de 8 de abril de 2022, que fixa as condições gerais para a prática da telemedicina e os domínios da sua aplicação. Jornal Oficial de 17 de abril de 2022.

6. Zgueb Y, Bourgou S, Neffeti A, Amamou B, Masmoudi J, Chebbi H, et al. Resposta de intervenção em crises psicológicas à pandemia de COVID 19: Um protocolo centralizado tunisino. Psychiatry Res. 2020;289:113042.

7. Mleyhi S, Ziadi J, Ben Hmida Y, Ghédira F, Ben Mrad M, Denguir R. Telemedicina e redes sociais na gestão da ECMO na era da COVID-19: a experiência tunisina. Ann CardiolAngeiol. 2021;70(2):125-8.

8. República da Tunísia. Código Tunisino de Deontologia Médica. Decreto n. 93-1155 de 17 de maio de 1993, sobre o código de deontologia médica de 1 de junho de 1993.

9 República da Tunísia Code Pénal Tunisien. Disponível em: https://www.ilo.org/dyn/natlex/docs/ELECTRONIC/61250/60936/F1198127290/TUN- 61250.pdf

10. Pineau G, Moqadem K, Saint-Hilaire C. Tele-saúde: diretrizes clínicas e normas tecnológicas em telepsiquiatria. ETMIS. 2006;2(1):102.

11. Turvey C, Coleman M, Dennison O, Drude K, Goldenson M, Hirsch P, et al. Diretrizes práticas da ATA para serviços de saúde mental em linha baseados em vídeo. Telemed J E Health. 2013;19(9):722-30.

12 Associação Médica Mundial. Manual de Políticas da WMA. Disponível em:

//www.wma.net/wp-content/uploads/2022/11/HB-F-Version-2022-2-2.pdf
13https://www.has-sante.fr/jcms/c_2971632/fr/teleconsultation-et-teleexpertise-guide-de-best prática

14.Elmatri A. Telemedicina na Tunísia: ligações com os países europeus, árabes e africanos. Tunísia: 4ª Conferência Internacional: Ciências da Eletrónica, Tecnologias da Informação e Telecomunicações internet. março de 2007. Disponível em: http://www.setit.rnu.tn/last_ edition/setit2007/T/2.pd
15.Brown FW. A survey of telepsychiatry in the USA. J Telemed Telecare. 1995;1(1):19-21.

16. Waseh S, Dicker AP. Formação em Telemedicina no Ensino Médico de Graduação: Revisão de métodos mistos. JMIR Med Educ. 2019;5(1):e12515.
17. Albarrak AI, Mohammed R, Almarshoud N, Almujalli L, Aljaeed R, Altuwaijiri S, et al. Avaliação dos conhecimentos, da perceção e da vontade dos médicos relativamente à telemedicina na região de Riade, Arábia Saudita. J Infect Public Health. 2021;14(1):97-102.
18. Tese. A telemedicina em psiquiatria: práticas e representações dos psiquiatras da Normandia
19. Doyen CM, Oreve MJ, Desailly E, Goupil V, Zarca K, L'Hermitte Y, et al. Telepsiquiatria para Crianças e Adolescentes: A Review of the PROMETTED Project. Telemed J E-Health Off J Am Telemed Assoc. 2018;24(1):3-10.
20. Kommu JVS, Sharma E, Ramtekkar U. Telepsychiatry for Mental Health Service Delivery to Children and Adolescents (Telepsiquiatria para a prestação de serviços de saúde mental a crianças e adolescentes). Indian J Psychol Med. 2020;42(5 Suppl):46S-52S.
21. Shore J. The evolution and history of telepsychiatry and its impact on psychiatric care: Implicações actuais para psiquiatras e organizações psiquiátricas. Int Rev Psychiatry Abingdon Engl. 2015;27(6):469-75. Associação Americana de Psiquiatria. Telepsiquiatria por videoconferência DOCUMENTO DE RECURSO. Available sur: https://citeseerx.ist.psu.edu/document?repid=rep1&type=pdf&doi=8a483b3123f7110c46e4 3b242ab5d95658eb11b5
22. Astruc B, Henry C, Masson M. Interesse da tele-psiquiatria para a gestão de pacientes: questões e perguntas de uma nova prática. Ann Méd-PsycholRevPsychiatr. 2013;171(2):61-4.
23. Bouchard S, Paquin B, Payeur R, Allard M, Rivard V, Fournier T, et al. Delivering cognitive-behavior therapy for panic disorder with agoraphobia in videoconference. Telemed J E-Health Off J Am Telemed Assoc. 2004;10(1):13-

25.
24. Desbordes M, Nebout S, Grès H, Guillin O, Haouzir S. Telemedicina em psiquiatria dos idosos: desafios e perspectivas. NPG Neurol - Psychiatr - Gériatrie. 2015;15(89):270-3.
25. Romijn G, Batelaan N, Kok R, Koning J, van Balkom A, Titov N, et al. Terapia Cognitivo-Comportamental através da Internet para as Perturbações de Ansiedade na Comunidade Aberta versus Recrutamento em Serviços Clínicos: Meta-Análise. J Med Internet Res. 2019;21(4):e11706.
26.Lei n.º 92-83, de 3 de agosto de 1992, relativa à saúde mental e às condições de hospitalização por perturbações mentais. Disponível em: https://legislation-securite.tn/en/law/44365#:~:text=Toute%20personne%20hospitalis%C3%A9e%20pour%20 des,l'%C3%A9tablissement%20d'hospitalisation.
27.Salem NH, Ouelha D, Gharbaoui M, Saadi S, Khelil MB. Aspectos médico-legais da Telemedicina na Tunísia no contexto da pandemia de Covid-19. Tunis Med. 2020;98(6):423-33.
29- Williatte-Pellitteri L. Telemedicina e responsabilidades legais. Investigação Europeia em Telemedicina/La Recherche Européenne en Télémédecine 2013;2:17-22
30- Direção geral da oferta de cuidados em França. Telemedicina e responsabilidades legais envolvidas na Internet. 18 de maio de 2012. Disponível em: https://solidarites- sante.gouv.fr/
31 Mejda C, Feten E, Anis Z, Afef L, Hedi A. History of the stigmatisation of the mentally ill in Tunisia (História da estigmatização dos doentes mentais na Tunísia). InfPsychiatr. 2007;83(8):689–94.
32. Välimäki M, Kuosmanen L, Hätönen H, Koivunen M, Pitkänen A, Athanasopoulou C, et al. Connectivity to computers and the Internet among patients with schizophrenia spectrum disorders: a cross-sectional study. Neuropsychiatr Dis Treat. 2017;13:1201-9.
33.Grupo do Banco Mundial. Assinaturas de serviços de acesso à banda larga fixa (por100 habitantes).em https://donnees.banquemondiale.org/indicateur/IT.NET.BBND.P2
34. Arné JL. Ética, jurisprudência e telemedicina. Bull Acad Natl Med. 2014;198(1):119- 30.
35. vanWynsberghe A, Gastmans C. Telepsiquiatria e o significado do contacto presencial: uma avaliação ética preliminar. Med Health Care Philos. 2009;12(4):469-76.

APÊNDICES

Apêndice 1: Questionário Variáveis sociodemográficas e profissionais

1. Nacionalidade: Tunisino, não tunisino

2. Trabalho atualmente na Tunísia: sim, não

3. Género: masculino, feminino

4. Idade (em anos)

5. Especialidade: Psiquiatria, Pedopsiquiatria, Outra

6. Número de anos de experiência profissional (incluindo residência) (em anos)
7. Estatuto profissional: Residente, Especialista, Doutor, Assistente, Professor Associado, Professor
8. Setor de atividade: privado, público

9. Localização: zona rural ou urbana

10. Tempo médio necessário para obter uma consulta de 1er : 2 semanas, 1 mês, 3 meses, mais de 6 meses
11. Como efetuar uma marcação : Agenda em papel, agenda eletrónica, agenda eletrónica em linha, secretariado no local

12. Os doentes viajam mais de 100 km (viagem de ida/viagem de regresso) para o consultar Sim, Não

13. Impedimento logístico à consulta: sim, não

14. Motivo de anulação de uma consulta: Distância geográfica, falta de meios de transporte, problema somático, limitação do horário de trabalho, deslocação do doente

Variáveis relativas à utilização dos recursos tecnológicos

1. Utilização de tecnologias tradicionais (telefone, correio eletrónico, Facebook, redes sociais) na sua prática profissional: Sim, Não

2. A principal utilização destes meios: comunicar com os seus pacientes, comunicar com as famílias dos seus pacientes, pedir conselhos aos colegas
3. Intervenção telefónica com doentes em crise: Sim, Não
4. Na sua opinião, o impacto da intervenção foi: Positivo, negativo, neutro

5. Equipamento do local de trabalho: Internet de banda larga (pelo menos 384 kbps), computador, câmara, microfone, auricular, smartphone, tablet, outro :

Variáveis relacionadas com o conhecimento da telemedicina :

1. Conhecimentos sobre a aplicação da telemedicina (diferentes procedimentos de telemedicina): Sim , Não
2. Conhecimento da definição de teleconsulta: sim, não
3. Conhecimento da definição de tele-especialização: sim, não
4. Conhecimento da definição de monitorização médica à distância: sim, não
5. Conhecimento da definição de teleassistência médica: sim, não
6. Conhecimento da definição de regulamentação médica: sim, não
7. Prescrição médica eletrónica: sim, não
8. Conhecimento do decreto presidencial n.º 318/2022 relativo à utilização da telemedicina na Tunísia: sim, não
9. Conhecimento do procedimento para a prática da telemedicina na Tunísia: sim, não
10. Conhecimento das recomendações para a prática da telemedicina/ Telepsiquiatria: Sim, Não
11. Possibilidade de emissão de receitas médicas (tratamento da Tabela B; medicamentos psicotrópicos) através da telemedicina: Sim, Não
12. Possibilidade de praticar telemedicina com um doente no estrangeiro: Sim, Não

Variáveis relacionadas com o interesse em criar uma futura formação em telepsiquiatria :

1. A necessidade de formação em telemedicina para psiquiatras: Sim, Não
2. Prioridade do conteúdo desta formação: Métodos de aplicação da telemedicina (administrativos, técnicos, recomendações de boas práticas), questões éticas, questões jurídicas, etc.

Perceção e utilidade da telepsiquiatria no ambiente dos cuidados psiquiátricos tunisinos:

1. Utilidade da telepsiquiatria no sistema de saúde tunisino: Sim, Não

2. A telepsiquiatria pode facilitar o acesso aos cuidados de saúde dos pacientes que estão a ser tratados por uma perturbação psiquiátrica: Sim, Não
3. Considera que a telepsiquiatria diz respeito tanto aos psiquiatras em exercício livre como aos psiquiatras dos hospitais universitários? Sim, Não
4. Considera que a telepsiquiatria poderia ser uma alternativa ao subdesenvolvimento da psiquiatria de ligação? Sim, Não
5. Utilidade da introdução da telepsiquiatria nos hospitais públicos tunisinos: Sim , Não
6. Poderá a telepsiquiatria colmatar a falta de psiquiatras nas regiões desfavorecidas?
7. Utilidade da telepsiquiatria para os pacientes na prisão: Sim, Não
8. A telepsiquiatria pode ser considerada em : Psiquiatria de adultos, pedopsiquiatria, psiquiatria geriátrica
9. A telemedicina pode ser utilizada: Em situações de emergência psiquiátrica, como primeiro contacto, durante o acompanhamento e a monitorização (pergunta aberta)

10. A telepsiquiatria pode ser útil nos seguintes domínios: Adictologia, técnicas psicoterapêuticas, gestão de crises suicidas, remediação cognitiva, outros :

Questões éticas e médico-legais relacionadas com a telepsiquiatria na Tunísia

1. A telepsiquiatria altera a qualidade da entrevista psiquiátrica: Sim, Não
2. A telepsiquiatria tem um impacto negativo na qualidade da relação médico-doente: Sim, Não
3. A telepsiquiatria corre o risco de desumanizar a prática da psiquiatria: sim, não
4. Considera que a telepsiquiatria responde aos princípios éticos da medicina no contexto tunisino? Sim, Não
5. Na sua opinião, qual é o princípio que a telepsiquiatria não respeita no nosso contexto tunisino? Beneficência, Não-maleficência, Equidade, Autonomia?
6. A telepsiquiatria é mais propensa a problemas forenses do que a psiquiatria tradicional: Sim, Não
7. Existe um maior risco de divulgação do segredo médico com a telepsiquiatria do que com a psiquiatria tradicional: Sim, Não

Vinhetas clínicas :

- **Vinheta 1:**

Está a seguir um doente com perturbação bipolar de tipo 2, durante o último episódio hipomaníaco; ele teve múltiplas relações sexuais, pede um teste serológico, o qual revela uma serologia VIH+. Concorda em anunciar o diagnóstico por teleconsulta? Sim, Não

- **Vinheta 2 :**

Está a tratar uma doente que está a ter uma crise suicida na sequência de uma separação, que não consegue tratar por teleconsulta. Sugere-lhe que se dirija a um serviço de urgência psiquiátrica, mas ela recusa-se. O que é que deve fazer?

Adesão à telepsiquiatria :

Parecer sobre a telepsiquiatria: Favorável, Desfavorável

Anexo 2: Decreto Presidencial n.º 2022-318, de 8 de abril de 2022, que estabelece as condições gerais para a prática da telemedicina e os domínios da sua aplicação

Vu le décret n° 85-1216 du 5 octobre 1985, fixant les conditions d'intégration du personnel ouvrier dans le cadre des fonctionnaires,

Vu le décret n° 98-2509 du 18 décembre 1998, fixant le statut particulier au corps des ouvriers de l'Etat, des collectivités locales et des établissements publics à caractère administratif,

Vu le décret gouvernemental n° 2020-115 du 25 février 2020, fixant le statut particulier du corps administratif commun des administrations publiques,

Vu le décret Présidentiel n° 2021-137 du 11 octobre 2021, portant nomination de la Cheffe du Gouvernement,

Vu le décret Présidentiel n° 2021-138 du 11 octobre 2021, portant nomination des membres du Gouvernement,

Vu l'arrêté du Premier ministre du 4 mai 2010, fixant les modalités d'organisation de l'examen professionnel sur épreuves pour l'intégration des ouvriers appartenant à la catégorie dix dans le grade d'attaché d'administration du corps administratif commun des administrations publiques,

Arrête :

Article premier - Est ouvert au ministère de l'agriculture, des ressources hydrauliques et de la pêche maritime, le 30 mai 2022 et jours suivants, un examen professionnel sur épreuves pour l'intégration des ouvriers appartenant à la catégorie dix dans le grade d'administrateur adjoint du corps administratif commun des administrations publiques.

Art. 2 - Le nombre de postes à pourvoir est fixé à cinq (5) postes.

Art. 3 - La liste d'inscription des candidatures sera close le 29 avril 2022.

Art. 4 - Le présent arrêté sera publié au Journal officiel de la République tunisienne.

Tunis, le 5 avril 2022.

Le ministre de l'agriculture, des ressources hydrauliques et de la pêche maritime

Mahmoud Elyes Hamza

Vu

La Cheffe du Gouvernement

Najla Bouden Romdhane

MINISTERE DE LA SANTE

Décret Présidentiel n° 2022-318 du 8 avril 2022, fixant les conditions générales d'exercice de la télémédecine et les domaines de son application.

Le Président de la République,

Sur proposition du ministre de la santé,

Vu la Constitution et notamment ses articles 24 et 38,

Vu le décret Présidentiel n° 2021-117 du 22 septembre 2021, relatif aux mesures exceptionnelles,

Vu la loi organique n° 2004-63 du 27 juillet 2004, portant sur la protection des données à caractère personnel,

Vu la loi organique n° 2017-42 du 30 mai 2017, portant approbation de l'adhésion de la République tunisienne à la convention n° 108 du conseil de l'Europe pour la protection des personnes à l'égard du traitement automatisé des données à caractère personnel et de son protocole additionnel n° 181 concernant les autorités de contrôle et les flux transfrontières de données,

Vu la loi n° 69-54 du 26 juillet 1969, portant réglementation des substances vénéneuses, telle que modifiée et complétée par la loi n° 2009-30 du 9 juin 2009,

Vu la loi n° 73-55 du 3 août 1973, organisant les professions pharmaceutiques, ensemble les textes qui l'ont modifiée ou complétée et notamment la loi n° 2010-30 du 7 juin 2010,

Vu la loi n° 91-21 du 13 mars 1991, relative à l'exercice et à l'organisation de la profession de médecin et de médecin dentiste, telle que complétée par loi n° 2018-43 du 11 juillet 2018, et notamment son article 23 (bis),

Vu la loi n° 91-63 du 29 juillet 1991, relative à l'organisation sanitaire,

Vu la loi n° 2000-83 du 9 août 2000, relative aux échanges et au commerce électroniques, telle que modifiée par la loi organique n° 2004-63 du 27 juillet 2004,

Vu le code des télécommunications promulgué par la loi n° 2001-1 du 15 janvier 2001, ensemble les textes qui l'ont modifié ou complété et notamment la loi n° 2013-10 du 12 avril 2013.

Page 1058 *Journal Officiel de la République Tunisienne* — **12 avril 2022** **N° 40**

Vu la loi n° 2004-5 du 3 février 2004, relative à la sécurité informatique,

Vu la loi n° 2004-71 du 2 août 2004, portant institution d'un régime d'assurance maladie, telle que modifiée par la loi n° 2017-47 du 15 juin 2017,

Vu le décret-loi du chef du gouvernement n° 2020-31 du 10 juin 2020, relatif à l'échange électronique des données entre les structures et leurs usagers et entre les structures, ratifié par la loi n° 2021-14 du 7 avril 2021,

Vu le décret n° 73-259 du 31 mai 1973, portant code de déontologie dentaire, tel que complété par le décret n° 80-99 du 23 janvier 1980,

Vu le décret n° 74-1064 du 28 novembre 1974, relatif à la définition de la mission et des attributions du ministère de la santé,

Vu le décret n° 75-835 du 14 novembre 1975, portant code de déontologie pharmaceutique,

Vu le décret n° 79-735 du 22 août 1979, organisant le ministère de la défense nationale, ensemble les textes qui l'ont modifié ou complété et notamment le décret gouvernemental n° 2016-908 du 22 juillet 2016,

Vu le décret n° 80-1255 du 30 septembre 1980, portant statut particulier des médecins dentistes hospitalo-universitaires, ensemble les textes qui l'ont modifié ou complété et notamment le décret n° 2000-235 du 31 janvier 2000,

Vu le décret n° 81-1634 du 30 novembre 1981, portant règlement général intérieur des hôpitaux, instituts et centres spécialisés relevant du ministère de la santé,

Vu le décret n° 89-296 du 15 février 1989, fixant le statut du corps médical des hôpitaux, ensemble les textes qui l'ont modifié ou complété et notamment le décret n° 2001-316 du 23 janvier 2001,

Vu le décret n° 91-1844 du 2 décembre 1991, fixant l'organisation administrative et financière ainsi que les modalités de fonctionnement des établissements publics de santé, ensemble les textes qui l'ont modifié ou complété et notamment le décret gouvernemental n° 2016-569 du 13 mai 2016,

Vu le décret n° 93-1155 du 17 mai 1993, portant code de déontologie médicale, tel que complété par le décret gouvernemental n° 2018-34 du 10 janvier 2018,

Vu le décret n° 94-1744 du 29 août 1994, relatif aux modalités de contrôle technique à l'importation et à l'exportation et aux organismes habilités à l'exercer, ensemble les textes qui l'ont modifié ou complété et notamment le décret n° 2010-1684 du 5 juillet 2010,

Vu le décret n° 2001-318 du 23 janvier 2001, relatif à l'indemnité de garde et ses conditions d'attribution et fixant les taux de cette indemnité pour les personnels des corps médicaux et juxta médicaux hospitalo-universitaires et hospitalo-sanitaires et les médecins des hôpitaux exerçant dans les structures hospitalières et sanitaires publiques relevant du ministère de la santé publique ainsi que les résidents et les stagiaires internes en médecine, en pharmacie et en médecine dentaire, ensemble les textes qui l'ont modifié ou complété et notamment le décret gouvernemental n° 2019-773 du 30 août 2019,

Vu le décret n° 2005-3031 du 21 novembre 2005, fixant les modalités et les procédures de l'exercice du contrôle médical prévu par la loi n° 2004-71 du 2 août 2004, portant institution d'un régime d'assurance maladie,

Vu le décret n° 2005-3154 du 6 décembre 2005, portant détermination des modalités et procédures de conclusion et d'adhésion aux conventions régissant les rapports entre la caisse nationale d'assurance maladie et les prestataires de soins,

Vu le décret n° 2005-3295 du 19 décembre 2005, portant statut particulier des pharmaciens hospitalo-universitaires, tel que modifié et complété par le décret n° 2008-2754 du 4 août 2008,

Vu le décret n° 2005-3296 du 19 décembre 2005, portant statut particulier des pharmaciens hospitalo-sanitaires, tel que modifié et complété par le décret n° 2007- 2976 du 19 novembre 2007,

Vu le décret n° 2007-1367 du 11 juin 2007 portant détermination des modalités de prise en charge, procédures et taux des prestations de soins au titre du régime de base d'assurance maladie, tel que modifié par le décret n° 2008-756 du 24 mars 2008,

Vu le décret n° 2008-2638 du 21 juillet 2008, fixant les conditions de fourniture du service téléphonie sur protocole Internet, ensemble les textes qui l'ont modifié ou complété et notamment le décret n° 2014-2152 du 19 mai 2014,

Vu le décret n° 2008-3026 du 15 septembre 2008, fixant les conditions générales d'exploitation des réseaux publics des télécommunications et des réseaux d'accès, tel que modifié et complété par le décret n° 2014-53 du 10 janvier 2014,

Vu le décret n° 2008-3449 du 10 novembre 2008, fixant le statut particulier du corps médical hospitalo-sanitaire, tel que modifié par le décret gouvernemental n° 2019- 953 du 23 octobre 2019,

Vu le décret n° 2009-772 du 28 mars 2009, fixant le statut particulier du corps des médecins hospitalo-universitaires, tel que complété par le décret n° 2009-3353 du 9 novembre 2009,

Vu le décret n° 2009-2347 du 12 août 2009, relatif à la spécialisation en médecine dentaire et au statut juridique des résidents en médecine dentaire,

Vu le décret n° 2010-1668 du 5 juillet 2010, fixant les attributions et l'organisation des directions régionales de la santé,

Vu l'arrêté Républicain n° 2013-159 du 11 juin 2013, fixant le statut particulier du corps hospitalo-sanitaire militaire, ensemble les textes qui l'ont modifié ou complété et notamment le décret gouvernemental n° 2017-996 du 17 août 2017,

Vu le décret gouvernemental n° 2016-1066 du 15 août 2016, fixant les conditions et procédures d'émission des factures électroniques et de leur archivage,

Vu le décret gouvernemental n° 2016-1096 du 24 août 2016, portant organisation des structures sanitaires militaires,

Vu le décret gouvernemental n° 2018-230 du 8 mars 2018, fixant le statut particulier des internes en médecine et des résidents en médecine,

Vu le décret gouvernemental n° 2020-48 du 23 janvier 2020, relatif aux procédures d'homologation d'importation et de commercialisation des équipements terminaux de télécommunications et des équipements radioélectriques,

Vu le décret gouvernemental n° 2020-777 du 5 octobre 2020, fixant les conditions, les modalités et les procédures d'application des dispositions du décret-loi du chef du gouvernement n° 2020- 31 du 10 juin 2020, relatif à l'échange électronique de données entre les structures et leurs usagers et entre les structures,

Vu le décret Présidentiel n° 2021-137 du 11 octobre 2021, portant nomination de la Cheffe du Gouvernement,

Vu le décret Présidentiel n° 2021-138 du 11 octobre 2021, portant nomination des membres du Gouvernement,

Vu l'avis du ministre de l'intérieur,

Vu l'avis de l'Instance nationale de protection des données à caractère personnel,

Vu l'avis du Tribunal administratif.

Prend le décret Présidentiel dont la teneur suit :

Article premier - Les dispositions du présent décret Présidentiel fixent les conditions générales d'exercice de la télémédecine et les domaines de son application.

Chapitre premier

Dispositions générales

Art. 2 - Outre les dispositions de la loi n° 91-21 du 13 mars 1991, susvisée et celles du présent décret Présidentiel, l'exercice de la télémédecine est soumis aux dispositions des codes respectifs de déontologie médicale, du médecin dentiste et du pharmacien.

Art. 3 - Au sens du présent décret Présidentiel, on entend par :

- **La téléconsultation :** l'acte qui consiste, pour un médecin ou un médecin dentiste, à donner une consultation médicale à distance à un patient, éventuellement assisté d'un professionnel de santé qualifié.

- **La télé-expertise :** l'acte ayant pour objet de permettre à un médecin ou un médecin dentiste de solliciter à distance l'avis d'un ou plusieurs confrères, en raison de leurs formations ou de leurs compétences particulières, et ce sur la base d'informations médicales liées à la prise en charge d'un patient.

- **La télésurveillance médicale :** l'acte ayant pour objet de permettre à un médecin ou un médecin dentiste de surveiller et d'interpréter à distance les données nécessaires au suivi médical d'un patient et, le cas échéant, de prendre des décisions relatives à sa prise en charge. L'enregistrement et la transmission des données peuvent être automatisés ou réalisés par le patient lui-même ou par un professionnel de santé.

- **La téléassistance médicale :** l'acte ayant pour objectif de permettre à un médecin ou un médecin dentiste d'assister à distance un autre professionnel de santé lors de la réalisation d'un acte médical.

- **La régulation médicale :** la réponse médicale à distance apportée à un patient dans le cadre d'un tri médical pratiqué au niveau des services d'assistance médicale urgente afin de déterminer et d'enclencher la réponse la mieux adaptée à la nature de l'appel.

- **La prescription médicale électronique :** un document dématérialisé rédigé par un médecin ou un médecin dentiste dans le cadre de l'exercice de la télémédecine, déposé sur une plateforme sécurisée exprimant une décision médicale suite à l'examen du malade et qui comporte une prescription de médicaments, d'examens ou de soins. Elle doit comporter notamment l'identité du médecin ou du médecin dentiste, sa signature électronique, la date de l'examen et l'identité du patient.

- **La plateforme de télémédecine :** un bouquet de services numériques regroupés dans un espace commun dans le respect des règles d'urbanisation, d'interopérabilité, de sécurité et d'éthique permettant l'usage de services à valeur ajoutée dans le domaine de la télémédecine.

Art. 4 - La télémédecine est exercée par les médecins et médecins dentistes autorisés à exercer leur profession en Tunisie conformément à la législation et la réglementation en vigueur.

Chapitre II

Les domaines d'application de la télémédecine

Art. 5 - Constituent des actes de télémédecine, les actes de téléconsultation, de télé-expertise, de télésurveillance médicale, de téléassistance médicale et de régulation médicale.

Art. 6 - Sont fixées par arrêté du ministre chargé de la santé les conditions spécifiques de la réalisation des actes de télémédecine pour chaque spécialité médicale ou chirurgicale.

Les conditions spécifiques de la réalisation des actes de télémédecine pour les spécialités techniques médicales militaires sont fixées par arrêté du ministre chargé de la santé, après avis du ministre chargé de la défense nationale.

Art. 7 - La réalisation des actes de télémédecine dans les deux secteurs public et privé s'effectue dans le cadre d'une plateforme ou d'un projet de coopération médicale entre les structures sanitaires publiques, entre une structure sanitaire publique et une autre structure publique ou entre une structure sanitaire publique et un établissement sanitaire privé.

Les modalités de coopération médicale entre les structures et établissements visés à l'alinéa premier du présent article pour la réalisation des actes de télémédecine sont fixées dans le cadre d'une convention conclue à cet effet entre les structures concernées.

Chapitre III

Les conditions générales d'exercice de la télémédecine

Section I - **L'autorisation**

Art. 8 - La réalisation des actes de télémédecine est soumise, outre l'autorisation de l'Instance nationale de protection des données à caractère personnel, à une autorisation préalable du ministère de la santé octroyée conformément aux procédures définies par le présent décret Présidentiel, après avis d'un comité d'évaluation dont les attributions, la composition et les modalités de fonctionnement sont fixées par arrêté du ministre de la santé.

Sous réserve des dispositions de l'alinéa premier du présent article, la réalisation des actes de télémédecine dans le milieu militaire peut être soumise à des procédures spécifiques fixées par arrêté du ministre de la défense nationale.

Art. 9 - Toute personne désirant mettre en place une plateforme de télémédecine ou réaliser des actes de télémédecine dans le cadre d'un projet de coopération médicale, doit déposer, auprès du ministère de la santé, une demande contre décharge indiquant la date de dépôt de la demande ainsi que la liste des documents déposés.

Le comité visé à l'article 8 du présent décret Présidentiel, doit, dés la réception de la demande d'autorisation, vérifier qu'il contient tous les documents définis par arrêté du ministre de la santé. Si la demande est incomplète, le comité doit, dans un délai maximal de vingt (20) jours ouvrables, à compter de la date du dépôt de la demande, convoquer le demandeur de l'autorisation, par tout moyen laissant une trace écrite, pour compléter son dossier.

Art. 10 - Le ministère chargé de la santé doit répondre aux demandes d'autorisation de la mise en place de la plateforme de télémédecine ou de l'exercice des actes de télémédecine dans le cadre d'un projet de coopération médicale dans un délai maximum de quatre vingt dix (90) jours à compter de la date de dépôt d'un dossier complet.

En cas de refus, la décision de refus doit être écrite et motivée.

Art. 11 - L'utilisation de la plateforme de télémédecine se fait par une convention conclue à cet effet entre le propriétaire de la plateforme et le médecin ou le médecin dentiste concerné.

Pour les médecins et les médecins dentistes de libre pratique, la convention doit être visée par l'ordre professionnel concerné qui se charge d'en informer le ministère de la santé dans un délai ne dépassant pas trente (30) jours de la date de conclusion de ladite convention.

Pour les médecins et les médecins dentistes exerçant dans le secteur public, la convention doit être visée par le ministère de tutelle sectorielle concerné.

L'exercice de télémédecine dans le cadre d'un projet de coopération médicale se fait soit par l'utilisation des moyens propres de l'établissement ou par un contrat conclu, à cet effet, entre le représentant légal de l'établissement et le propriétaire de la plateforme.

Le modèle de la convention et du contrat visés aux alinéas 1 et 2 du présent article est fixé par arrêté du ministre de la santé.

Art. 12 - La demande d'autorisation de la mise en place de la plateforme de télémédecine doit contenir une présentation détaillée des frais d'utilisation envisagés pour les différentes catégories d'utilisateurs.

Les frais résultant de l'utilisation de la plateforme de télémédecine sont fixés de manière à garantir un accès équitable aux services de télémédecine par les professionnels de santé et ce indépendamment du nombre d'actes réalisés.

Aucun frais n'est exigé lors de l'utilisation des pharmaciens de la plateforme de télémédecine pour assurer la dispensation des médicaments sur prescription médicale électronique.

Art. 13 - L'exercice de la télémédecine, destiné aux patients résidents à l'étranger, par les médecins et les médecins dentistes relevant du secteur public ou du secteur privé, doit être déclaré préalablement aux services compétents du ministère de la santé et aux ordres professionnels concernés.

Section II - **Les conditions techniques**

Art. 14 - La plateforme de télémédecine et le projet de coopération médicale, doivent répondre aux exigences techniques de qualité et de sécurité requises.

La plateforme de télémédecine, ne doit, en aucun cas, constituer un support publicitaire pour les produits de santé ou un moyen orientant les patients vers tout prestataire de service de santé.

Art. 15 - Les exigences techniques et les exigences de sécurité des moyens utilisés dans la réalisation des actes de télémédecine et de conservation des données collectées sont fixées par arrêté conjoint des ministres chargés de la santé et des technologies de la communication.

L'importation des outils individuels d'enregistrement et de transmission des données, utilisés par les patients est soumise à une autorisation de mise à la consommation conformément à la législation et la réglementation en vigueur.

Art. 16 - Les données traitées dans le cadre des actes de télémédecine, doivent être hébergées et stockées en Tunisie chez un prestataire de services Cloud et hébergement national conformément à la législation et la réglementation en vigueur en matière de sécurité informatique et de protection des données à caractère personnel.

L'accès aux données visées à l'alinéa premier du présent article se fait conformément à la législation en vigueur.

Les données relatives aux actes de télémédecine doivent être instantanément transférées et conservées dans le dossier médical électronique du patient stocké au niveau d'une base de données centrale auprès des services techniques relevant du ministère de la santé. Les caractéristiques techniques du dossier médical électronique sont fixées par arrêté conjoint des ministres chargés de la santé et des technologies de la communication.

Les données traitées dans le cadre des actes de télémédecine effectués aux structures et établissements relevant du ministère de la défense nationale sont hébergées, conservées et transférées au niveau d'une base de données spécifique.

Art. 17 - Les versions numériques des comptes-rendus et des prescriptions médicales issues d'un acte de télémédecine doivent être renforcées par une signature électronique conformément à la législation et à la réglementation en vigueur.

Art. 18 - Les pharmaciens titulaires d'officines de détail peuvent, dans le cadre des actes de télémédecine, dispenser les médicaments, au public, hormis les médicaments du tableau B et les psychotropes soumis au contrôle du ministère de la santé, et ce sur prescription médicale électronique moyennant l'utilisation d'un système d'information sécurisé garantissant la protection, la sécurité et la fiabilité des documents et des données personnelles conformément à la législation en vigueur.

Les conditions et les modalités de dispensation de la prescription médicale électronique sont fixées par arrêté du ministre de la santé.

Section III - **Les garanties de l'exercice de la télémédecine**

Art. 19 - La réalisation de tout acte de télémédecine doit être effectuée dans un cadre garantissant :

- l'identification du patient moyennant l'utilisation d'un système d'information fiable et sécurisé,

- l'authentification des professionnels de santé participant à l'acte de télémédecine,

- l'information du patient de l'identité des professionnels de santé participant à l'acte de télémédecine,

- la qualité des soins et des actes médicaux fournis,

- l'accès nécessaire du professionnel de santé, selon la nature de son intervention, aux données médicales du patient, nécessaires pour la réalisation de l'acte de télémédecine,

- la préservation du secret médical relatif à la réalisation de l'acte de télémédecine,

- la possibilité, pour le malade, de s'abstenir à continuer le traitement à distance et de choisir un autre mode de soins,

- la conformité de la plateforme et de tous les outils informatiques utilisés à la législation en vigueur relative notamment à la sécurité informatique et à la protection de données à caractère personnel,

- la traçabilité de toutes les informations relatives à l'acte de télémédecine, et la conservation des données à caractère personnel pendant dix (10) ans, au moins. Ces données doivent être accessibles, après consentement du patient ou de son tuteur légal, au cas où le patient fait appel à un autre médecin pour faire un acte de télémédecine,

- l'interopérabilité, le transfert, l'échange et la réversibilité des données collectées, et ce, dans le cadre d'un standard qui permet leur exploitation par d'autres structures professionnelles responsables et/ou d'autres plateformes dûment autorisées,

- l'accès aux informations relatives à l'acte de télémédecine par les organes de contrôle et d'inspection dûment qualifiés.

Art. 20 - Les conditions et les modalités d'échange électronique des données entre les propriétaires de la plateforme de télémédecine et la caisse nationale d'assurance maladie, sont fixées dans le cadre des conventions conclues à cet effet entre les parties. Les dites conventions entrent en vigueur après leur approbation par arrêté du ministre chargé des affaires sociales.

Art. 21 - Avant la réalisation de tout acte de télémédecine, le consentement libre et éclairé du patient ou, le cas échéant, de son tuteur légal doit être recueilli et ce après son information de la nécessité, de l'intérêt, des conséquences et de la portée dudit acte ainsi que des moyens mis en œuvre pour sa réalisation.

L'information et le consentement libre et éclairé du patient ou de son tuteur légal doivent être matérialisés par tout moyen laissant une trace sur un support électronique et, au besoin, papier.

Art. 22 - Les données à caractère personnel du patient relatives à la santé recueillies lors de la réalisation d'un acte de télémédecine doivent être inscrites sous forme d'un rapport détaillé contenant, notamment, les informations suivantes :

- les données médicales relatives au patient, les actes médicaux réalisés et les prescriptions médicales rédigées à cet effet,

- l'identification des professionnels de santé impliqués dans la réalisation de l'acte de télémédecine,

- La date et l'heure de la réalisation de l'acte de télémédecine.

- Les incidents techniques éventuels survenus.

Les données susvisées ne sont accessibles à d'autres professionnels de santé qu'après autorisation explicite du patient.

Sous réserve de la législation en vigueur, est interdite au propriétaire de la plateforme de télémédecine, l'utilisation ou la gestion des données personnelles des malades relatives à la santé, recueillies lors de la réalisation des actes de télémédecine.

Art. 23 - Sous réserve de la législation et de la règlementation en vigueur relatives à la protection des données à caractère personnel, les professionnels de santé participant à la réalisation d'un acte de télémédecine doivent avoir le consentement de la personne concernée dudit acte, dûment informée, pour échanger les informations qui le concernent, notamment par le biais des technologies de l'information et de la communication.

Section IV - **Les modalités de paiement et de rémunération des actes de télémédecine**

Art. 24 - La tarification et les modalités de paiement des actes de télémédecine concernés par les dispositions du présent décret Présidentiel, sont fixés par arrêté conjoint des ministres chargés de la santé, des affaires sociales et des finances, après avis des ordres professionnels concernés.

La rémunération des actes de télémédecine réalisés dans le secteur public se fait conformément aux dispositions du décret n° 2001-318 du 23 janvier 2001, susvisé.

Art. 25 - Les tarifications des actes de télémédecine à destination de patients résidents à l'étranger, effectués par les professionnels de santé relevant du secteur public sont fixées dans le cadre des conventions établies à cet effet par les structures et les établissements sanitaires concernés.

Les tarifications des actes de télémédecine à destination de patients résidents à l'étranger, effectués par les professionnels de santé de libre pratique sont fixée dans le cadre des conventions établies à cet effet et qui doivent être visées par l'ordre professionnel concerné.

Chapitre IV

Dispositions finales et transitoires

Art. 26 - L'autorisation pour l'utilisation de la plateforme de télémédecine ou pour l'exécution du projet de coopération médicale est retirée par arrêté du ministre de la santé, en cas d'inobservation, dûment constatée, des exigences requises par les services compétents du ministère de la santé ou des autres ministères de tutelle sectorielle. L'autorisation est retirée temporairement ou définitivement.

Art. 27 - A titre exceptionnel et dans le cadre de la mobilisation des ressources humaines nécessaires pour faire face à la propagation du virus SARS-Cov2, et pour une période ne dépassant pas un an à compter de la date de publication du présent décret Présidentiel au Journal officiel de la République tunisienne, les téléconsultations au profit des personnes infectées par le Virus suivies à domicile ou après leur hospitalisation, sont assurées à titre gratuit.

La période visée à l'alinéa premier du présent article peut être prolongée, par arrêté du ministre de la santé, pour une durée allant de six (6) mois à un an et ce en fonction de l'évolution de la situation épidémique dans le pays.

Les médecins et les médecins dentistes tunisiens exerçant à l'étranger peuvent, pendant la même période, dans le cadre d'échanges d'expertise et pour faire face à la propagation du virus SARS-Cov2, être autorisés par le ministre de la santé, après avis des organismes professionnels concernés, à effectuer les actes de téléconsultation et ce à titre gratuit, à travers une plateforme dûment autorisée à cet effet en Tunisie.

Art. 28 - Les propriétaires des plateformes de télémédecine et les responsables des projets de coopération médicale en activité à la date de parution du présent décret Présidentiel, sont tenus de se conformer à ses dispositions dans un délai ne dépassant pas un an à compter de la date de son entrée en vigueur.

Art. 29 - Le présent décret Présidentiel sera publié au Journal officiel de la République tunisienne.

Tunis, le 8 avril 2022.

Le Président de la République
Kaïs Saïed

Pour Contreseing
La Cheffe du Gouvernement
Najla Bouden Romdhane

Le ministre de la santé
Ali Mrabet

Le ministre de la défense nationale
Imed Memiche

La ministre des finances
Sihem Boughdiri Nemsia

Le ministre des affaires sociales
Malek Zahi

Le ministre des technologies de la communication
Nizar Ben Neji

Anexo 2: Aprovação do Comité de Ética

REPUBLIQUE TUNISIENNE
MINISTERE DE LA SANTE
HOPITAL RAZI-2010 LA MANNOUBA
LE COMITE D'ETHIQU

Présidente Pr. R. LABBANE

DECISION RP B 01/2023

Le comité éthique de l'hopital Razi a été saisi par le résident Samaâli Samir pour une demande d'avis concernant le travail de Mémoire :

La télémédecine en psychiatrie : enjeux et questions d'une nouvelle pratique en Tunisie.

Le comité a examiné les documents suivants:

° Méthodologie détaillée de l'étude

Le comité a adopté la décision suivante : ....Favorable

Date de l'avis : ....4/4/23........

Signature de la Présidente du comité d'Ethique

RESUMO

Introdução :

Na Tunísia, o quadro legal que regula a prática da telemedicina foi recentemente definido pelo Decreto-Lei Presidencial n.º 318/2022, de 8 de abril, publicado no Journal Officiel de la République Tunisienne. Os objectivos deste estudo foram avaliar o conhecimento, a perceção e a aceitação da telemedicina entre os psiquiatras e pedopsiquiatras tunisinos, e levantar as questões éticas e médico-legais que podem surgir da prática da telemedicina em psiquiatria no contexto tunisino.

Métodos :

Foi realizado um estudo transversal descritivo 8 meses após a publicação do decreto presidencial. O inquérito foi realizado em linha, utilizando um questionário eletrónico concebido na plataforma Google Forms. O questionário foi enviado a 391 psiquiatras e pedopsiquiatras tunisinos que exercem a sua atividade na Tunísia, tanto no sector público como no privado.

Resultados :

Foram incluídos neste inquérito 68 participantes. A mediana do número de anos de experiência profissional foi de 5±7 anos. Dos participantes, 82% (n=56) exerciam a sua atividade em psiquiatria e 18% (n=12) em pedopsiquiatria. O sector de prática era público em 69% (n=47) e privado em 31% (n=21) dos casos. A maioria (62%; n=42) não tinha conhecimento dos vários procedimentos de telemedicina e 57% (n=39) dos médicos desconheciam a existência do decreto-lei. A maioria dos médicos (81%; n=55) respondeu que a telepsiquiatria está mais sujeita a problemas jurídicos do que a psiquiatria tradicional e, segundo 49% (n=33), a telepsiquiatria está mais exposta ao risco de divulgação do segredo médico. Cerca de metade (56%; n=38) dos médicos considera que a telemedicina corre o risco de desumanizar a prática da psiquiatria. Mais de um terço (28%; n=19) respondeu que a telepsiquiatria não respeita os princípios éticos da medicina. A maioria dos médicos (84%, n=57) é favorável à telepsiquiatria.

Conclusão:

Os resultados do estudo atestam o interesse dos psiquiatras tunisinos pela telemedicina, embora evidenciem uma falta de conhecimento sobre esta prática médica emergente. Os desafios éticos e jurídicos levantados pela telemedicina em psiquiatria podem dificultar a sua implementação por enquanto.

Palavra-chave : Telemedicina, Psiquiatria, Aspectos jurídicos, Questões éticas, Atitude, Tunísia

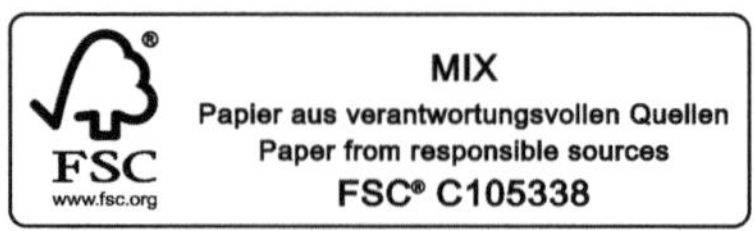

Printed by Books on Demand GmbH, Norderstedt / Germany